# La dieta Galveston

Mary Claire Haver

*Doctora en medicina*

# La dieta Galveston

*El plan quemagrasas y de control de
síntomas hormonales desarrollado por médicos
y probado por pacientes*

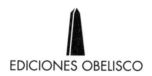

EDICIONES OBELISCO

Si este libro le ha interesado y desea que le mantengamos informado de
nuestras publicaciones, escríbanos indicándonos qué temas son de su interés
(Astrología, Autoayuda, Ciencias Ocultas, Artes Marciales, Naturismo,
Espiritualidad, Tradición…) y gustosamente le complaceremos.
Puede consultar nuestro catálogo en www.edicionesobelisco.com

**Colección Salud y Vida natural**
La dieta Galveston
*Dra. Mary Claire Haver*

1.ª edición: mayo de 2024

Título original: *The Galveston Diet*

Traducción: *Nuria Duran*
Maquetación: *Marga Benavides*
Corrección: *Sara Moreno*
Diseño de cubierta: *Enrique Iborra*

© 2023, Mary Claire Haver
Libro publicado por acuerdo con Kaplan/DeFiore Rights
a través de The Foreign Office
(Reservados todos los derechos)
© 2024, Ediciones Obelisco, S. L.
(Reservados los derechos para la presente edición)

Edita: Ediciones Obelisco, S. L.
Collita, 23-25 Pol. Ind. Molí de la Bastida
08191 Rubí - Barcelona - España
Tel. 93 309 85 25
E-mail: info@edicionesobelisco.com

ISBN: 978-84-1172-158-5
DL B 8452-2024

Impreso en España en los talleres gráficos de Romanyà/Valls, S. A.
Verdaguer, 1 - 08786 Capellades (Barcelona)

*Printed in Spain*

*A todas mis pacientes, amigas, compañeras de trabajo,
alumnas y seguidoras que me dijeron: «Ayúdame,
no entiendo qué me está pasando».*

# Introducción

Desde que nacemos y hasta que morimos, nuestro cuerpo experimenta una serie de cambios constantes. Este proceso natural, que forma parte del envejecimiento, lo vivimos todos sin excepción. Sin embargo, en las mujeres de mediana edad los cambios que se producen suelen ser únicos y desconcertantes. De repente, nos invaden síntomas anormales como los sofocos y un nuevo y extraño aumento de peso en la zona abdominal. Nuestra piel puede presentar sequedad extrema o estar más arrugada. Podemos sentir dolor en las articulaciones, pérdida del cabello, dolores de cabeza, hinchazón y un aumento de los niveles de ansiedad o depresión. El sueño se vuelve difícil de conciliar. Las relaciones sexuales dolorosas. Cualquier cosa por pequeña que sea nos saca de quicio.

Probablemente debes estar sintiendo la mayoría de estos síntomas ahora mismo. Créeme, no estás sola. Y permíteme que te presente a alguien que sabe exactamente por lo que estás pasando: yo misma. A mis cuarenta y tantos, yo era una doctora muy ocupada, madre y esposa. En ese momento, mi principal problema de salud era el síndrome de ovario poliquístico (SOP), enfermedad causada por la resistencia a la insulina, en la que la insulina no puede hacer su trabajo de transportar la glucosa a las células para obtener energía. El SOP provoca períodos irregulares, acné, infertilidad, quistes ováricos y crecimiento de vello no deseado.

Aproximadamente 1 de cada 10 mujeres en edad fértil padece el síndrome de ovario poliquístico. La mayoría (alrededor del 70 %)

presenta sobrepeso o incluso obesidad, pero yo me encontraba entre ese 30 % que presenta peso normal. Afortunadamente, el SOP es tratable y, en mi caso, la regulación hormonal me ayudó considerablemente.

Entonces, la muerte sobrevino en la familia; perdí a mi hermano, Bob, a causa de una insuficiencia hepática. Estaba hundida. Era el tío favorito de mis hijas, un espíritu creativo y divertido con quien yo mantenía un vínculo especial. En nuestra juventud fuimos compañeros de baile, y ganábamos concursos de baile por toda Luisiana. Cuando falleció, se me rompió el alma y perderle me produjo un dolor desgarrador.

El duelo genera cosas extrañas en cada uno de nosotros. En mi caso, lo afronté a base de empachos. Noche tras noche, después de largos turnos en la clínica, me quedaba delante de la despensa engullendo puñados de galletas Goldfish. Las acompañaba con vasos de vino. Rápidamente llegué a engordar casi 10 kilos. Parecía otra persona y me sentía fatal.

Con mi formación médica, sabía que a mi edad había llegado el momento de dejar de tomar las hormonas durante un tiempo. Así que lo hablé con mi médico y acordamos que debía hacerlo.

Sin embargo, la toma de hormonas había enmascarado los síntomas de la perimenopausia que aparecen en la mediana edad, por lo que a las dos semanas de dejarlas, todo cambió bruscamente, y no para mejor. Tenía sofocos y sentía que me quemaba por dentro. Llegaron las noches en vela y, lo más preocupante de todo, esa sensación de confusión y olvido llamada niebla mental.

Mi larga y espesa cabellera empezó a empobrecerse y a perder pelo tras cada cepillado. Sentía mi piel reseca de la cabeza a los pies y tuve que cambiar por completo mi rutina de cuidados de la piel para mantenerla hidratada. Me dolía tanto el cuerpo que bromeé con una amiga diciendo que vendería mi alma al diablo con tal de aliviarme. Mi sueño se convirtió en una pesadilla recurrente de múltiples despertares durante la noche, primero empapada en sudor y luego helada una vez pasado el sofoco.

Sabía que estaba atravesando un período de cambio hormonal debido a la perimenopausia, pero los síntomas que me producía eran tan profundamente intensos que me alarmé de verdad. ¿Además de engordar, todo esto? Estaba hecha un desastre.

Entonces la voz de mi hermano Bob resonó en mi cabeza: «Chica, no tienes por qué conformarte. Si te metiste en esto, también puedes salir».

En primer lugar, empecé a trabajar con mi peso. Hice exactamente lo que otros médicos y yo siempre habíamos aconsejado a nuestras pacientes: comer menos y hacer más ejercicio.

Mis esfuerzos dieron resultado, más o menos. Perdía uno o dos kilos, pero nada más. Luego volvía a engordar. Me mataba de hambre y hacía ejercicio de forma obsesiva, pero apenas bajaba de peso. Era muy frustrante. Sólo quería recomponerme, pero nada de lo que hacía o intentaba funcionaba.

Me di cuenta de que estaba luchando contra los mismos problemas de peso de los cuales muchas de mis pacientes me habían hablado. Se sentaban en la consulta, a menudo agarradas a las batas de hospital, y me pedían consejo para perder peso, frustradas por el hecho de que a pesar de que habían modificado su dieta y sus hábitos de ejercicio, la báscula seguía moviéndose en dirección contraria a la esperada. Me pasaba los minutos siguientes hablándoles sobre el poder de combinar dieta y ejercicio. Pero lo que me habían enseñado en la facultad y que a mí me había resultado en el pasado, para la mayoría de las mujeres de esa edad había dejado de funcionar. Durante años habían estado luchando para deshacerse de los kilos de más, sin ningún éxito concluyente. Lamento no haber cambiado de opinión hasta que me ha pasado a mí lo mismo, pero es la verdad. Al ver que mis propios consejos no me sirvieron, me di cuenta de que había algo que no estaba haciendo bien.

Entonces me dediqué a investigar sobre el control de peso y el metabolismo humano, especialmente en relación con las mujeres. En la Facultad de Medicina y en la residencia de obstetricia y ginecología nos habían enseñado que la única forma de controlar el peso era ingerir calorías y eliminarlas, pero estaba claro que tenía que haber otra manera. Yo no tenía todas las respuestas, pero las necesitaba para sentirme mejor y poder guiar y enseñar a las mujeres a alcanzar el peso, el nivel de energía y la buena salud que desean y merecen. Ansiaba entender por qué nos cuesta tanto perder peso y mantenerlo, sobre todo cuando nos acercamos y entramos en la mediana edad.

Mi profunda pasión por encontrar respuestas, combinada con la motivación y la determinación, me llevó a terrenos inesperados y apasionantes. En la investigación surgieron tres temas: el ayuno intermitente, la nutrición antiinflamatoria para ayudarnos a gestionar nuestros cambios hormonales y nuevos e importantes datos científicos sobre las cantidades exactas de proteínas, carbohidratos y grasas que debemos consumir para quemar grasas.

¿Podrían ser éstas las claves?

Decidí crear mi propio plan utilizando estos tres principios. Fue entonces cuando inicié mi viaje personal por la salud. Primero probé la nueva dieta conmigo misma. Me centré primero en la sincronización y luego empecé gradualmente con el ayuno intermitente. Después de dominarlo, me centré en el contenido: Empecé a comer más proteínas y fibra. Utilicé aceite de oliva, aguacate, frutos secos y semillas como principales fuentes de grasa. Evité los carbohidratos refinados y procesados (¡se acabaron las galletas Goldfish!). Restringí alimentos e ingredientes como colorantes y saborizantes artificiales que promueven la inflamación y alteran el intestino. Lo que *nunca* hice fue *contar calorías.* A continuación, afiné aún más los porcentajes de macronutrientes para aportar más grasas, cantidades moderadas de proteínas y menos carbohidratos.

Al cabo de varios meses, perdí esos 9 kilos, sobre todo de la zona del abdomen. Estaba encantada, pero enseguida me di cuenta de que la pérdida de peso no era más que un agradable efecto secundario. Lo más importante era que me sentía más sana, más fuerte y con más energía. Mis sofocos disminuyeron drásticamente y dormía mejor.

Estaba en lo cierto, así que les pedí a mis amigas que lo probaran. Al igual que yo, ellas también se sorprendieron de los kilos y centímetros que perdieron.

Lo mejor de todo es que estaban de acuerdo con que era fácil de hacer. No sentíamos hambre todo el tiempo. Sin antojos. Sin terribles sentimientos de privación o restricción.

A continuación, hice copias de este plan de tres niveles y las repartí entre mis pacientes. Los resultados fueron los mismos: pérdida de peso, menos síntomas de la menopausia y más energía. Además, no recuperaban los kilos perdidos, algo que nunca habían conseguido con ninguna de sus numerosas dietas anteriores.

Después de ver estas historias de éxito, sentí que había llegado el momento de compartir mi plan con un público más amplio. Lancé el programa inicial en Facebook de forma gratuita y pedí voluntarios para probarlo. Luego se corrió la voz de que la gente estaba perdiendo mucho peso, incluida la grasa abdominal. Entonces, quise que todo el mundo tuviera acceso a esos secretos y experimentara su éxito.

Formalicé aún más el plan y lo llevé a un público aún más amplio a través de un programa en línea. Sin estar segura de lo que ocurriría, me di cuenta de que las mujeres empezaban a inscribirse en el plan, semana tras semana, y ya estábamos en marcha. Debo admitir que me sorprendió la popularidad que había adquirido el programa en tan poco tiempo. Era la dieta médica de la que todo el mundo hablaba.

La inscripción al programa se disparó y, hasta la fecha, el plan ha ayudado a decenas de miles de mujeres a perder los kilos de más, reducir su cintura y mejorar su salud.

Mi dieta lleva el nombre Galveston, una ciudad costera de Texas. Aunque no nací allí, mi marido y yo hemos criado a nuestras hijas en Galveston. Lo llamo mi hogar y es donde he pasado gran parte de mi carrera médica. ¡Ahora es la cuna de *La dieta Galveston!*

Después de la puesta en marcha del programa, quise perfeccionar mis conocimientos de nutrición. Me matriculé en el prestigioso Programa de Medicina Culinaria de la Universidad de Tulane, en Luisiana. En el que se educa y forma a médicos y otros sanitarios para que comprendan y apliquen de forma práctica los principios de la nutrición médica. Así podemos ayudar a nuestros pacientes con modificaciones nutricionales que mejoren su salud.

Después de sesenta horas de curso y muchos laboratorios prácticos, obtuve la certificación en 2019 como Especialista en Medicina Culinaria. La experiencia consolidó y confirmó que estaba en el camino correcto con lo que había desarrollado para *La dieta Galveston*, especialmente la importancia de la nutrición antiinflamatoria. El curso también hizo hincapié en algo que se me quedó grabado: *la nutrición es el medicamento más infrautilizado y, sin embargo, el más eficaz.*

Así que aquí estoy hoy, humilde y satisfecha de que tantas mujeres estén consiguiendo *por fin* lo que siempre han deseado: un cuerpo bonito y en forma por fuera e increíblemente sano por dentro.

## La dieta Galveston y tú

Este libro amplía mi programa en línea con información y estrategias novedosas. Estas nuevas características incluyen ayuda para desintoxicarte del azúcar, nuevas perspectivas sobre los problemas de la menopausia, la importancia de ciertos nutrientes poco valorados, nueva ciencia detrás de cómo los macronutrientes apoyan la salud de la mediana edad, recetas completamente nuevas, nuevos planes de comidas, un plan de mantenimiento y más información no disponible en línea.

Aunque ya hayas trabajado con el programa en línea, este libro será una guía útil y un recurso para ti a medida que continúes tu andadura con la dieta Galveston. Y si eres nueva en mi programa, ¡bienvenida! Ahora tienes la oportunidad tener una experiencia completa para conseguir una pérdida de peso a largo plazo y realizar una transición feliz y saludable a través de la perimenopausia y la menopausia hacia la posmenopausia.

Y tanto para las estudiantes nuevas como en línea, este libro favorece el autoconocimiento corporal y te enseñará a tratarlo con todo el cariño del mundo. Ganarás tranquilidad, sabiendo cómo crear nuevos hábitos que te aporten alegría y una mejor salud, y que trabajen con tu cuerpo para hacerte estar fuerte, delgada y bella.

Mi plan no es en absoluto la típica dieta de solo 21 o 30 días que tan de moda están actualmente. Aunque muchas mujeres acuden al programa para perder peso de forma segura y constante, mi objetivo principal es que lo realices todos los días de tu vida, de forma permanente: un cambio total de estilo de vida.

Con ese objetivo en mente y manteniéndome fiel a los principios que tan bien me funcionaron inicialmente, he diseñado tres secciones de *La dieta Galveston*. Básicamente se trata de acciones que promueven la salud y que permiten que el programa funcione para ti porque fomentan la creación de buenos hábitos. Todos los hábitos se construyen a partir de acciones, aprendizaje y repetición, de modo que el comportamiento se convierte en algo automático. En otras palabras, lo haces sin pensártelo demasiado. Para desarrollar buenos hábitos, trabajarás en estas tres acciones al mismo tiempo:

1. Ayuno intermitente. Esta práctica ofrece beneficios formidables para las mujeres en términos de equilibrio hormonal, metabolismo y reducción de la inflamación.

   De todos los elementos del programa, éste es el que consigue mover la balanza de la mayoría de las mujeres, las cuales me han comentado que ganaron un gran bienestar después de aprender a realizar el ayuno intermitente.

   En la dieta Galveston, llevarás a cabo el llamado ayuno intermitente 16/8: 16 horas de ayuno con una ventana de 8 horas para las comidas. Yo prefiero este método porque la ventana de ayuno es durante la noche. Eso significa que duermes durante muchas de esas 16 horas (teóricamente la mitad de ellas). De esta forma, se convierte en un hábito al que te adaptas fácilmente.

2. Nutrición antiinflamatoria. La inflamación crónica, problema subyacente de muchas enfermedades, desencadena un aumento de peso. Pero el aumento de peso también desencadena una inflamación, por lo que ambos se retroalimentan mutuamente en un ciclo repetitivo. La inflamación tiende a empeorar en las mujeres a medida que envejecemos y experimentamos fluctuaciones hormonales menopáusicas. Muchos de los alimentos que comemos tampoco ayudan demasiado, porque generan inflamación en todo el cuerpo. Sin embargo, no tiene por qué ser así. Existen muchos alimentos que combaten la inflamación. *La dieta Galveston* se centra en limitar el consumo de los alimentos proinflamatorios y aumentar el de los alimentos antiinflamatorios.

3. Reenfoque del combustible. Para perder peso de forma equilibrada y duradera, el cuerpo debe modificar el uso que hace de la energía para obtener su combustible de la grasa en lugar de la glucosa (suministrada normalmente en las dietas ricas en carbohidratos). Si no quemas toda la glucosa que acumulas en el torrente sanguíneo, el exceso de ésta se almacena en forma de grasa corporal.

Este hecho metabólico me llevó a crear un protocolo nutricional formado por un 70 % de grasas saludables, un 20 % de proteínas magras y un 10 % de carbohidratos de calidad.

Esta proporción consigue tres beneficios metabólicos importantes: promueve la quema de grasas del cuerpo, entrena al cuerpo a romper la adicción al azúcar y los carbohidratos procesados y reorienta tu alimentación hacia fuentes saludables de grasa, proteína e hidratos de carbono.

Más adelante, cuando estés preparada para empezar el mantenimiento, te presentaré el programa dieta Galveston para toda la vida, con el que perderás gradualmente el porcentaje de grasa y aumentarás el de carbohidratos, estabilizándote finalmente en un 40 % de grasa, un 20 % de proteínas y un 40 % de carbohidratos para un éxito de por vida.

En el momento en que asimilas bien las tres acciones, tu cuerpo empieza a quemar grasa más fácilmente, y dejarás de acumularla en zonas que no quieres, como tu abdomen. Por consiguiente, podrías perder una gran cantidad de peso gracias al programa. Kelli es un buen ejemplo de ello. Empezó la dieta Galveston y la siguió todos los meses. Acabó perdiendo 45 kilos, y redujo 30 cm de cintura y 25 cm de cadera. Pero además de la pérdida de peso y centímetros, Kelli también notó mejoras espectaculares en sus patrones de sueño, su nivel de energía y su función digestiva, así como una disminución de los síntomas de la menopausia, como los sofocos, y una mayor sensación de bienestar general.

El gran secreto detrás de por qué la dieta Galveston es tan eficaz: los tres componentes trabajan juntos sinérgicamente para obtener los mejores resultados. Tienes que hacer ayuno intermitente para bajar la inflamación y empezar a quemar grasa. No puedes sólo ayunar, pero seguir comiendo la dieta americana estándar de alimentos inflamatorios, y luego pretender que tu cuerpo queme grasa y se mantenga. Debes nutrir tu cuerpo con una gran variedad de alimentos antiinflamatorios. Y tienes que reorientar tus opciones de macronutrientes para incluir más grasas, proteínas moderadas y carbohidratos saludables.

Tal vez te preguntes en cuánto tiempo recuperarás tu salud con esta dieta. La respuesta es muy sencilla: no existe un tiempo estándar; todo el mundo pierde peso y recupera su salud a un ritmo distinto. Pero es más importante recordar y entender que la dieta Galveston no es una *dieta* en el sentido convencional de la palabra. Es un estilo de vida.

Por favor, no te desanimes porque se trate de un plan de por vida. Cuando aprendes a vivir y a alimentarte de esta manera, lo conviertes en un hábito, haciendo que tus viejas e insanas costumbres, como alimentarte con comida rápida o hidratos de carbono repletos de azúcar, pasen a formar parte de tu pasado.

Sí, la dieta Galveston empieza con un plan de cuatro semanas perfectamente organizado para ayudarte a cambiar tu forma de alimentarte, pero eso es sólo el principio. Para ayudarte a adoptarlo *para siempre,* pasarás al programa dieta Galveston para toda la vida, del cual te hablo en el último capítulo. La mayoría de los libros presentan planes de nutrición a corto plazo, sin orientación sobre qué hacer después de haber seguido un plan de adelgazamiento durante varias semanas. Te dejan «colgado» y con la tentación de volver a tus viejas y poco saludables formas de comer (¡además del frustrante efecto yoyó!). Pero con este programa de mantenimiento, eso no sucederá. Se trata de un plan que te enseña cómo adoptar nuevos alimentos antiinflamatorios adicionales a tu estilo de vida, cómo cambiar tus porcentajes macro para incluir menos grasa y más carbohidratos, y cómo utilizar el ayuno intermitente como la poderosa herramienta de mantenimiento de peso que es.

Debes tener en cuenta que la palabra «dieta» procede del griego *dieta,* que significa «vivir normalmente». Sin embargo, hoy en día la palabra se refiere sobre todo a la reducción de calorías, incluso de grupos enteros de alimentos, para favorecer la pérdida de peso, más que a una forma de disfrutar de la comida y ser saludable. *La dieta Galveston* te ayudará a perder peso y no recuperarlo, y esto es muy importante para la salud porque el aumento de peso favorece numerosas enfermedades crónicas y graves en las mujeres. Sin embargo, la dieta Galveston, junto con su plan de mantenimiento, es principalmente un patrón de alimentación en el sentido original de la palabra, una forma de vida que promueve una salud duradera.

De igual forma que me sucedió a mí, si sigues la dieta Galveston y cambias tu forma de vida, al final descubrirás que la pérdida de peso es sólo uno de sus grandes beneficios. (Por cierto, puedes seguir este plan aunque estés contento con tu peso. Yo tengo un peso saludable ahora, y vivo de esta manera todo el tiempo). Ofrece muchos más beneficios además de la pérdida de peso: menos síntomas de la menopausia, control del azúcar en sangre, normalización de los niveles de lípidos en sangre, sueño de calidad, mejor salud intestinal, más energía, piel más suave y mucho más. Simplemente te sentirás mejor en general. Recuerda, *La dieta Galveston* no es una parada puntual en tu viaje. ¡Es el viaje! Puede haber altibajos. Puedes retroceder algunos pasos hacia atrás antes de continuar adelante, pero eso está bien. Esto es en última instancia un viaje hacia el futuro, y tú estás en este camino para cuidarte mejor. Comprométete firmemente a avanzar por este camino y verás cómo cambian tu vida y tu salud. Me siento muy feliz de compartir este viaje contigo.

MARY CLAIRE HAVER, *doctora en Medicina*

# PARTE I

# LA PROMESA

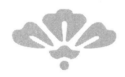

# Capítulo 1

# Tu cuerpo cambia, tus necesidades cambian

Cuando señalo que mi transición de la perimenopausia a la menopausia fue agotadora me quedo corta. Resultó un infierno, pura y llanamente, con sofocos, sudores nocturnos, adelgazamiento del cabello, piel seca y aumento de peso. Estaba deseando que todo eso se acabara.

Pero ahora que vuelvo la vista atrás, veo aspectos que no tenía claros en aquel momento. Ojalá hubiera sabido, por ejemplo, que los síntomas pueden iniciarse a los treinta años, que si hubiera empezado antes la terapia hormonal sustitutiva, podría haber vivido mucho más cómodamente, ¡y que los estados mentales como el mal humor, la depresión o la ansiedad no significan que estemos locas!

Sí, tu cuerpo está cambiando, pero esto es algo normal por lo que pasamos todas las mujeres, sobre todo a causa de las fluctuaciones hormonales. Esta época de cambio físico se divide en tres etapas: perimenopausia, menopausia y posmenopausia. Cada una de ellas se vive de forma diferente. Veamos qué ocurre en cada etapa.

## Perimenopausia

A mediados o finales de los treinta años o a principios de los cuarenta, podría parecer que tu cuerpo se está transformando ante tus propios ojos. Posiblemente notes, y te moleste, que la ropa ya no te queda tan bien como antes, aunque no hayas engordado. Tu piel parece más seca. Aparecen algunas arrugas. Te ves y te sientes más cansada que cuando eras más joven. Es como ver a una extraña en el espejo.

Si te identificas con estos cambios, lo más probable es que esté entrando en la primera fase de la fluctuación hormonal: la perimenopausia. Se trata de un período natural de transición que empieza varios años antes de la menopausia. Puede durar desde unos pocos meses hasta diez años antes de la menopausia, y es la transición natural de tu cuerpo a producir menos estrógenos. A medida que los ovarios producen menos estrógenos, la menstruación se vuelve irregular. Es posible tengas un período irregular. Con el tiempo, tu ciclo se detendrá por completo. Cuando hayas pasado un año sin menstruar, habrás llegado a la menopausia.

### Síntomas en la perimenopausia

La experiencia de cada mujer es única. Algunas mujeres son asintomáticas o simplemente presentan una sintomatología leve, mientras que otras experimentan una amplia gama de síntomas que pueden ser bastante graves. Los síntomas se inician en la perimenopausia, pero pueden continuar hasta la menopausia. Afortunadamente, cuando llega la posmenopausia, los síntomas más importantes prácticamente han desaparecido. A continuación, se describen los síntomas que empiezan en la perimenopausia y que a menudo persisten durante la menopausia:

**Aumento de peso:** Posiblemente éste sea el síntoma que te ha llevado hasta este libro. Mientras que antes devorabas nachos, barritas de caramelo y hamburguesas con queso, y seguías vistiendo una talla 38, ahora unas cuantas patatas fritas pueden obligarte a cambiar a una talla de vestido más grande y los pantalones de cintura elástica se convierten en tus nuevos mejores amigos.

El hecho de que los kilos empiecen a acumularse inexplicablemente se debe sobre todo a los efectos de los cambios hormonales sobre el apetito y el metabolismo, así como a las hormonas que controlan cómo y dónde almacenamos la grasa. Este exceso de peso puede aumentar y empeorar otros síntomas, como los sudores nocturnos y los sofocos, los problemas musculares y articulares y los problemas de vejiga.

El aumento de los sofocos, en particular, se ha atribuido a lo que los investigadores denominan la «teoría de la termorregulación». Si tienes más grasa corporal que músculo, esa grasa actúa como aislante del cuerpo y dificulta la disipación del calor. El cuerpo retiene el calor y no puede distribuirlo. El resultado son sofocos más intensos.

Diversas investigaciones lo han confirmado. Un estudio en 2017 descubrió pruebas contundentes de que las mujeres con sobrepeso u obesas padecen una menopausia más difícil, con mayor incidencia de sudores nocturnos y sofocos. Además, otros síntomas como el dolor articular, el dolor muscular, la sequedad vaginal y la incontinencia urinaria y otros síntomas de la vejiga eran peores en las mujeres con exceso de peso.

Otro reto para las mujeres de mediana edad tiene que ver con la grasa visceral, que envuelve nuestros órganos. Yo llamo a esto el «medio de la menopausia». Está causada por el aumento de la actividad de nuestros andrógenos circulantes (testosterona y otros). La grasa visceral se caracteriza por un aumento de la relación cintura-cadera (WHR, por sus siglas en inglés). El cálculo del WHR es la relación entre el perímetro de su cintura y la circunferencia de la cadera, y esto da una indicación bastante precisa de la cantidad de grasa almacenada en la cintura, las caderas y las nalgas.

Además de afectar a nuestro aspecto (y a cómo nos sentimos al respecto), la grasa visceral se asocia a un mayor riesgo de padecer enfermedades graves como cardiopatías, cáncer de mama, cáncer de útero, diabetes, hipertensión, ictus, apnea del sueño y muchas otras enfermedades preocupantes.

La cuestión es que si consigues controlar tu peso, podrás aliviar muchos de los síntomas más graves de la perimenopausia y la menopausia, además de reducir los factores de riesgo de muchas de estas terribles enfermedades. El exceso de grasa en la mediana edad no es sólo una preocupación estética, sino también un problema que puede afectar gravemente a la salud.

**Sofocos:** Estás arreglada, peinada, maquillada, y de repente... ¡zas! Llega un calor intenso que te recorre la parte superior del torso y el rostro. Su duración es impredecible, desde escasos segundos hasta varios minutos, pero justo en ese momento sólo tienes ganas de desnudarte. Algunas mujeres sufren sofocos una o dos veces al mes, mientras que otras los experimentan a diario. Los sofocos nocturnos (sudores nocturnos) pueden despertarte, interrumpir tu sueño y hacerte sentir cansada y perezosa durante el día.

**Caída y cambios del cabello:** El cabello cambia a medida que se atraviesa la mediana edad. Suele afinarse en partes del cuero cabelludo, en lugar de desarrollar calvas evidentes. Además, el pelo puede caerse en grandes mechones cuando te cepillas o te duchas.

La caída del cabello durante la mediana edad está causada principalmente por un desequilibrio hormonal vinculado específicamente a la disminución de estrógenos, así como al aumento de la actividad de la testosterona. El pelo crece más rápidamente y permanece más tiempo en la cabeza cuando el estrógeno es abundante y la actividad de la testosterona es relativamente baja.

¿Y de dónde demonios han salido esos pelitos en la cara y la barbilla? Échale la culpa también a la creciente actividad de la testosterona.

**Insomnio:** Ahora, tus patrones de sueño pueden parecerse a los de un recién nacido. Te levantas cada dos horas. Tienes hambre. Y tienes que hacer pis. Das vueltas en la cama durante horas todas las noches, esperando que tu mente se apague y te deje dormir.

Es posible que padezcas insomnio (dificultad para conciliar el sueño) o que te despiertes antes de lo normal. Las noches sudorosas también pueden dificultar el sueño.

De nuevo, el culpable son las fluctuaciones hormonales. Tus niveles de estrógenos y progesterona suben y bajan.

**Pérdida de memoria y niebla mental:** ¿Conoces la sensación de cuando intentas recordar algo y tienes la palabra en la punta de la lengua? ¿O te encuentras de pie en mitad de la habitación y no tienes ni idea de cómo has llegado hasta allí o qué se supone que ibas a hacer? ¿O has repetido la misma historia a tu marido o a tus hijos un par de veces esta semana? Posiblemente te encuentres en esta situación 24/7. Esta condición suele denominarse «niebla mental» y es frecuente durante la perimenopausia y la menopausia porque tu cuerpo está produciendo menos cantidad de estrógenos.

**Problemas vaginales y de vejiga:** Con la disminución de los niveles de estrógeno, las paredes vaginales se vuelven más secas, más finas y menos elásticas. Conozco a una mujer que describió esta sequedad como si le hubieran salido telarañas en la vagina. Estos cambios pueden provocar dolor y molestias durante el coito.

Puedes ser más susceptible a las infecciones vaginales cuando tus niveles de estrógenos son bajos.

Debido a la proximidad de la vejiga a la vagina, el adelgazamiento de la pared vaginal afecta también a la vejiga. La pérdida de tono del tejido puede causar incontinencia urinaria e infecciones frecuentes de la vejiga.

**Cambios sexuales:** Nuestra vida sexual, como la vida misma, cambia en función de muchas situaciones. Una de ellas es el descenso de las hormonas femeninas durante la mediana edad. Este cambio tiene muchas ramificaciones, como la disminución de la excitación y el deseo sexual. Sin embargo, si eras sexualmente activa antes de la menopausia, probablemente seguirás teniendo un deseo sexual saludable ahora. Y si te preguntas sobre el sexo después de los 50, 60 o más años, lo más importante que debe recordar es que su vida sexual puede durar y durará toda la vida, ¡si tú quieres!

**Cambios de humor:** Irascible se queda corto, ¿verdad? Tus emociones se descontrolan con frecuencia a la mínima, y parece que no puedes controlar tus cambios de humor y tu mal genio. Si a esto le unimos el cansancio (porque te despiertan los sofocos), los problemas se agravan.

Para muchas mujeres, éste es el peor síntoma, simplemente porque de repente *no te sientes tú misma.*

Una vez más, una razón importante de este cambio es el nivel de estrógenos. El estrógeno controla la cantidad de serotonina que se produce en el cerebro. La serotonina es una sustancia química que ayuda a regular el estado de ánimo. Si produces menos estrógenos, también produces menos serotonina. Esto puede tener un impacto directo en cómo de estable y optimista te sientes.

Si sufres cambios de humor, recuerda que tu cuerpo está cambiando y que no tienes la culpa de esas emociones. También es importante que le expliques a tu pareja la fisiología de este síntoma concreto para poder contar con su paciencia y comprensión con, bueno, ¡tu impaciencia!

**Otros síntomas:** Durante la perimenopausia pueden darse muchos otros síntomas que suelen pasar inadvertidos con mucha frecuencia. Por ejemplo:

- Dolor mamario
- Piel seca o con picores
- Palpitaciones
- Ataques de pánico
- Estreñimiento
- Mareos
- Boca seca
- Incontinencia urinaria
- Furia
- Hipertensión arterial
- Colesterol alto
- Ojos secos
- Mareo
- Dolores de cabeza o migrañas

Las estrategias alimentarias y de estilo de vida de la dieta Galveston te ayudarán a combatir el aumento de peso y otros síntomas durante la perimenopausia.

## Menopausia

Después de la perimenopausia llega la menopausia, etapa en la que los ovarios dejan de producir hormonas reproductivas y no se tienen menstruaciones durante 12 meses consecutivos. Aunque la edad media de inicio de la menopausia son los 51 años, es normal experimentarla a partir de los 45 y hasta los 55.

En la menopausia, el aumento de peso puede ser más pronunciado y frustrante de eliminar. Por término medio, las mujeres engordan entre 4 y 5 kilos entre los 45 y los 55 años. También experimentarás señales de hambre más intensas, que te harán querer comer más alimentos y aumentarán inevitablemente tus probabilidades de engordar.

Además, en esta época aparecen otros problemas metabólicos, como la resistencia a la insulina y las alteraciones en el metabolismo de la glucosa y las grasas.

También aumenta el riesgo de desarrollar diabetes de tipo 2, osteoporosis, enfermedades cardíacas y cáncer.

Un importante estudio analizó cómo afecta la dieta a las mujeres cuando entran en la menopausia. Se llevó a cabo un seguimiento de 35 000 mujeres durante cuatro años y los resultados fueron asombrosos. Aquéllas cuya dieta era rica en carbohidratos procesados tales como arroz, pasta, patatas fritas y *pretzels* experimentaron la menopausia 11 años y medio antes, de media, que las mujeres cuya dieta consistía principalmente en pescado y alimentos ricos en vitaminas (verduras de hoja verde, frutas, huevos, etc.).

¿Por qué las mujeres con un consumo elevado de carbohidratos procesados llegaron antes a la menopausia? Los investigadores especularon que el alto consumo de hidratos de carbono elevaba los niveles de insulina circulante, lo que probablemente provocaba resistencia a la insulina e interfería en la actividad de las hormonas sexuales.

Las conclusiones de este estudio son una buena advertencia: desarrollar y mantener patrones de alimentación saludables lo antes posible es fundamental para tu salud y tu experiencia de la menopausia en la mediana edad. ¡Eso es lo que vas a conseguir con la dieta Galveston!

Desafortunadamente, la menopausia también comporta otra serie de riesgos para la salud. Antes de la menopausia, los estrógenos generados por los ovarios nos protegían de los infartos de miocardio y los accidentes cerebrovasculares. Después de la menopausia, las mujeres pierden gran parte de esta protección porque se produce menor cantidad de estrógenos. La mediana edad también trae otros factores de riesgo de enfermedades del corazón, como el exceso de colesterol, la presión arterial alta y la falta de actividad física. Aprenderás cómo aliviar, manejar e incluso detener estos síntomas una vez que te hayas adaptado bien al programa de la dieta Galveston.

**LA ALEGRÍA DEL CAMBIO**

Sandra había vivido toda su vida con un sobrepeso de entre 12 y 18 kilos. Al cumplir los 50, decidió que ése era el momento de recuperar su salud. Frustrada por su lucha de toda la vida contra los kilos de más, Sandra siguió la dieta Galveston. Nos dijo: «No podía creerme los cambios que experimenté». Sandra perdió 25 kg y llegó a pesar 55 kg por primera vez en su vida. La dieta Galveston no sólo es eficaz para perder peso, sino que también alivia los síntomas de la menopausia. En el caso de Sandra, descubrió que dormía mejor y se sentía con más energía que durante los últimos 20 años. Además, ya no sufría dolores de espalda.

«¡Me siento increíble!».

## Posmenopausia

La posmenopausia es la etapa de la vida en la que se lleva 12 meses o más sin menstruar. Durante esta etapa, tus células pueden almacenar aún más grasa y tardan más en liberarla. Las mujeres posmenopáusicas sufren un riesgo casi cinco veces mayor de desarrollar grasa visceral, en comparación con las mujeres premenopáusicas.

Además, es posible que tengas menos masa muscular, lo que hace que tu metabolismo se ralentice y tu cuerpo no queme calorías tan eficazmente como antes. Una vez alcanzada la posmenopausia, tus niveles hormonales se mantendrán en un nivel bajo constante.

Cabe señalar que existen varias complicaciones de salud asociadas a la posmenopausia. Para mantenerse sano en esta fase de la vida, debes conocer estas afecciones y los factores de riesgo. De este modo, podrás adoptar medidas, incluida una buena alimentación, para reducir riesgos.

**Osteoporosis:** Se trata de un problema médico que provoca el adelgazamiento de los huesos y los hace susceptibles de sufrir fracturas, sobre todo en las caderas, la columna vertebral y las muñecas. La pérdida de densidad ósea aumenta tras la menopausia. Hasta los 60 años se puede perder hasta un 25 % de densidad ósea. Esto sucede debido a que la cantidad de estrógenos disminuye en tu organismo.

La osteoporosis afecta a una de cada tres mujeres posmenopáusicas, y el riesgo de fracturas por fragilidad que se quedan de por vida es mayor que el riesgo de desarrollar cáncer de mama.

Aunque te hayan diagnosticado osteoporosis, no está todo perdido. Existen numerosos tratamientos, y uno de los mejores es hacer ejercicio con pesas, como el entrenamiento de resistencia. Me encanta el entrenamiento con pesas. No sólo pone en forma tus músculos, sino que también fortalece los huesos. Tus huesos necesitan resistir la fuerza de la gravedad para que el ejercicio contribuya a prevenir una mayor pérdida ósea. La nutrición también es clave, y la dieta Galveston te da todo lo que necesitas.

**Enfermedades cardiovasculares:** Uno de los mayores mitos médicos es que las enfermedades cardiovasculares son cosa de hombres, cuando constituye la principal amenaza para la salud de las mujeres estadounidenses, especialmente durante la menopausia y la posmenopausia.

La menopausia no *causa* directamente enfermedades cardiovasculares, pero puede aumentar el riesgo de padecerlas. Cuando disminuye el nivel de tus hormonas, aumentan los factores de riesgo de sufrir problemas cardíacos. Después de la menopausia puedes sufrir hipertensión, colesterol LDL elevado (el nocivo para la salud) y un aumento de los triglicéridos. Según la American Heart Association (AHA, Asociación Americana del Corazón), una de cada tres mujeres desarrollará una enfermedad cardiovascular durante la menopausia. También aumenta la incidencia de infartos en las mujeres diez años después de la menopausia.

**Depresión y otros trastornos mentales:** En la posmenopausia, el riesgo a desarrollar depresión parece ser mayor que en las etapas anteriores de la vida. Lo más probable es que esto se deba no sólo al declive hormonal, sino también a los grandes cambios que se producen en la vida durante los años posmenopáusicos y que pueden provocar depresión, como la marcha de los hijos de casa, el divorcio o la muerte del cónyuge, la planificación estresante de la jubilación, los problemas de salud relacionados con la edad, etc.

Un estudio del 2019 analizó la frecuencia de la depresión en 371 mujeres premenopáusicas y posmenopáusicas que no recibían terapia hormonal sustitutiva. Sólo un 21 % del grupo premenopáusico experimentó depresión leve, mientras que casi el 60 % de las mujeres posmenopáusicas sufrían depresión mayor (que es más peligrosa que la depresión leve y requiere atención médica urgente).

Si estás deprimida, puedes sentirte triste, irritable y desmotivada, o tener la sensación de que tus perspectivas de futuro son poco o nada favorables. Puedes sentirte extremadamente cansada, desmotivada y presentar dificultades de movilidad en tu día a día. Puedes necesitar más tiempo del habitual para llevar a cabo tus actividades cotidianas y no quedarte satisfecha. Los cambios de este tipo en tu salud mental deben consultarse siempre con el médico. La depresión es ampliamente tratable y no tienes por qué vivir con ella.

**Sequedad vaginal más grave:** La sequedad vaginal suele comenzar en la perimenopausia, continúa durante la menopausia y puede agravarse en la posmenopausia. Las paredes vaginales se encogen y adelgazan con la edad, debido a los cambios en la producción hormonal. A medida que disminuyen los niveles de estrógenos, las células con paredes más finas segregan menos humedad. Esto puede dar lugar a relaciones sexuales dolorosas, infecciones frecuentes del tracto urinario (ITU, por sus siglas en inglés) o infecciones vaginales, y empeoramiento de la incontinencia.

No tienes por qué sufrir una sequía sexual por problemas vaginales, incluida la sequedad. Creo firmemente en el uso de lubricantes vaginales, y en abundancia. Existen lubricantes de venta libre que pueden utilizarse para aliviar la sequedad y el dolor en la zona vaginal. Actúan modificando el pH de la zona vaginal, lo que también reduce el riesgo de infecciones urinarias. Asegúrate de elegir un lubricante diseñado exclusivamente para uso vaginal. Evita los productos con perfumes, extractos de hierbas y colorantes artificiales. (Mis marcas favoritas de lubricantes son Uberlube y KY Silk-E). Empieza a utilizar un lubricante mucho antes de llegar a esta etapa de la vida y podrás seguir sintiéndote sensual y sexy, y hacer que el sexo sea aún más divertido e íntimo.

Asimismo, considera la posibilidad de hablar con tu médico sobre la prescripción de un tratamiento con estrógenos en forma de crema o anillo que libere estrógenos directamente a los tejidos para aumentar la humedad vaginal.

Las estrategias de nutrición y estilo de vida que aprenderás en la dieta Galveston contribuirán en gran medida a que tus años de posmenopausia sean más saludables y satisfactorios.

## ¿EN QUÉ PUNTO DE TU VIAJE TE ENCUENTRAS?

Si no estás segura de en qué fase te encuentras de tu viaje hormonal, responde al breve cuestionario que aparece a continuación. Medirás la intensidad de los síntomas más comunes y te ayudará a determinar si estás en la perimenopausia, la menopausia o la posmenopausia, o si todavía no te encuentras en una fase concreta. A continuación, puedes consultar tu puntuación cuando visites a tu médico y utilizarla para seguir la dieta Galveston.

**Instrucciones:** Evalúa los síntomas que aparecen a continuación en función de la gravedad con la que los padeces. Marca con un círculo Ninguno, Leve, Moderado o Grave.

1. **Sofocos**
   - Ninguno
   - Leve
   - Moderado
   - Grave
2. **Sensación de mareo**
   - Ninguno
   - Leve
   - Moderado
   - Grave
3. **Dolores de cabeza**
   - Ninguno
   - Leve
   - Moderado
   - Grave
4. **Irritabilidad**
   - Ninguno
   - Leve
   - Moderado
   - Grave

### 5. Depresión

- Ninguno
- Leve
- Moderado
- Grave

### 6. Sentimientos indeseados

- Ninguno
- Leve
- Moderado
- Grave

### 7. Ansiedad/cambios de humor

- Ninguno
- Leve
- Moderado
- Grave

### 8. Insomnio

- Ninguno
- Leve
- Moderado
- Grave

### 9. Cansancio inusual

- Ninguno
- Leve
- Moderado
- Grave

### 10. Dolor de espalda

- Ninguno
- Leve
- Moderado
- Grave

### 11. Dolores articulares

- Ninguno
- Leve
- Moderado
- Grave

## 12. Dolores musculares

- Ninguno
- Leve
- Moderado
- Grave

## 13. Vello facial nuevo

- Ninguno
- Leve
- Moderado
- Grave

## 14. Piel seca

- Ninguno
- Leve
- Moderado
- Grave

## 15. Sensación de hormigueo en la piel

- Ninguno
- Leve
- Moderado
- Grave

## 16. Baja libido/menos apetencia sexual

- Ninguno
- Leve
- Moderado
- Grave

## 17. Relaciones sexuales incómodas

- Ninguno
- Leve
- Moderado
- Grave

## 18. Sequedad vaginal

- Ninguno
- Leve
- Moderado
- Grave

### 19. Frecuencia urinaria

- Ninguno
- Leve
- Moderado
- Grave

### 20. Olvidos o pensamientos confusos (niebla mental)

- Ninguno
- Leve
- Moderado
- Grave

**Puntuación:** Revisa tus respuestas y asigna las siguientes puntuaciones a cada categoría: 0 para cada Ninguna, 1 para cada Leve, 2 para cada Moderada y 3 para cada Grave.

Suma tu puntuación:

**0-20:** Es poco probable que tus síntomas estén relacionados con la perimenopausia o la menopausia, aunque es posible que estés empezando a experimentar algunos síntomas.

**21-40:** Es posible que tus síntomas estén relacionados con la perimenopausia o la menopausia.

**+41:** Es probable que tus síntomas estén relacionados con la perimenopausia o la menopausia.

## Tres estrategias para poner en marcha la dieta Galveston

No sólo he pasado personalmente por los cambios fisiológicos de la perimenopausia y la menopausia, sino que también he guiado a unas 100 000 mujeres a través del programa en línea de la dieta Galveston.

Todas estas experiencias me han ayudado a identificar los secretos para combatir la aparentemente inevitable grasa rebelde, incluida la del vientre, además de las formas de resolver los problemas de salud que padecen las mujeres que atraviesan la mediana edad.

Recapitulemos las tres acciones clave de la dieta Galveston, estrategias que muy pronto pondrás en marcha en tu propia vida.

## 1. Ayuno intermitente

Como señalé en la introducción, el ayuno intermitente es fundamental en la dieta, especialmente durante la menopausia. Aunque pueda parecer intimidante, ¡te prometo que es el hábito más fácil de llevar a cabo y de mantener!

¿Qué es el ayuno intermitente? Se trata simplemente de ayunar durante unas 16 horas al día (gran parte de ellas durante la noche) y luego comer dentro de un intervalo consecutivo de 8 horas. Son numerosos sus beneficios para las mujeres de mediana edad. En el capítulo 4 explico con detalle esta estrategia.

## 2. Nutrición antiinflamatoria

En la mayoría de los casos, la inflamación del organismo es un salvavidas. Permite al organismo luchar contra diversas bacterias, virus y otros patógenos causantes de enfermedades. Pero a veces, todo este proceso nervioso no se detiene a tiempo, lo que da lugar a todo tipo de repercusiones en la salud. Por ejemplo, la inflamación del organismo puede provocar un aumento de peso y dificultar su pérdida.

Afortunadamente, la dieta Galveston alivia todo esto eliminando los alimentos que promueven la inflamación y fomentando los que la combaten. Los azúcares añadidos y simples, así como los carbohidratos procesados, son extremadamente inflamatorios.

No quiero ser trágica, pero debes limitar a toda costa el consumo de estos alimentos. Incluso es mejor para tu salud, tus síntomas y tu peso eliminarlos por completo. Esto no sólo reducirá la gravedad de los síntomas de la menopausia, sino también su frecuencia. ¡Así todos ganamos! Más información en el capítulo 5.

## 3. Reenfoque del combustible

Si por lo demás estás sana y sigues una dieta centrada en los carbohidratos, tu cuerpo quema esas calorías para obtener energía y almacena el exceso en forma de grasa. Pero para evitar el almacenamiento de grasa y estimular su combustión, debes agotar los carbohidratos.

Durante la fase de reenfoque del combustible de la dieta Galveston, ajustarás las cantidades de macronutrientes (proteínas, carbohidratos complejos y grasas saludables) para promover que tu cuerpo utilice las grasas como combustible. Tu nueva proporción será 70 % de grasas saludables, 20 % de proteínas magras y 10 % de carbohidratos.

Reorientar tu combustible de esta manera no significa que estés siguiendo una dieta keto.

Las dietas keto tradicionales son extremadamente inflamatorias para la mayoría de las personas, razón por la cual la dieta Galveston no es de ese tipo, ya que se centra en reducir la inflamación en lugar de promoverla.

La principal advertencia aquí es algo sobre lo que se profundiza en el capítulo 7: cómo ser exigente con los carbohidratos. Elige aquéllos repletos de fibra, vitaminas y antioxidantes: la quinoa, la avena, los boniatos, los arándanos y las manzanas son claros ejemplos de carbohidratos antiinflamatorios.

Cuando empieces el programa de la dieta Galveston para toda la vida, que es un plan de mantenimiento, volverás a cambiar tus cantidades de macronutrientes para permitirte más carbohidratos y menos grasa. Al final, reajustarás tus macros a un 40 % de grasas, un 20 % de proteínas y un 40 % de carbohidratos, y te estabilizará ahí.

## LA ALEGRÍA DEL CAMBIO

Cuando Paula conoció la dieta Galveston, era una mujer desesperada, que seguía luchando contra su sobrepeso desde el instituto, había padecido síndrome de ovario poliquístico (SOP) a los veinte años y había sobrevivido a un cáncer de tiroides a los treinta.

Nada de lo que había intentado le había servido para perder kilos y, a los cuarenta, seguía engordando aún más. Estaba a punto de darse por vencida. Paula es una bombera consciente de la importancia de mantenerse sana y en forma, pero nada de todo esto había sido posible hasta que empezó la dieta Galveston.

Sobre su experiencia comentó lo siguiente: «Empecé a hacer ayuno intermitente, a comer alimentos antiinflamatorios y a contar mis macros para reenfocar mi combustible. Empecé a perder peso. Parecía demasiado fácil. Mi endocrino redujo a la mitad mi metformina para el SOP y cree que puedo dejarla por completo. Realmente creo que esta dieta me ha curado la resistencia a la insulina con la que he luchado durante más de 20 años. Creo que ha evitado que me diagnosticaran diabetes de tipo 2».

El apoyo de tus amigos y seres queridos es sumamente importante cuando estás cambiando tu estilo de vida. El marido de Paula siguió el programa junto con ella y perdió 15 kilos.

Y añade: «No sabes cuánto nos ha cambiado la vida. Definitivamente, ahora es una forma de vida para nosotros».

**SOFOCOS: NO DESCUIDES EL EJERCICIO REGULAR**
Como parte del estilo de vida de la dieta Galveston, recomiendo encarecidamente una mezcla de entrenamiento regular de fuerza y cardio (caminar rápido, trotar, máquinas de cardio, lo que sea que te guste). ¡No le tengas miedo a las pesas! Incluso las ligeras te sirven. Nuestros músculos se encogen un poco de forma natural debido a un proceso de envejecimiento llamado sarcopenia. Si no hacemos ejercicio con pesas, perdemos masa muscular, y esto ralentiza nuestro metabolismo. El efecto neto, como habrás adivinado, es un aumento de peso inexplicable. Además, cuando termines tu rutina de ejercicios cardiovasculares y de levantamiento de pesas seguirás quemando calorías en reposo, por lo que es un doble éxito asegurado.

## Avanzar con la actitud adecuada

A lo largo de nuestra vida, las mujeres cruzamos por diversos caminos maravillosos. La menstruación es el camino hacia la feminidad; para algunas, quedarse embarazada y tener hijos es el camino de acceso a la maternidad. Ambas se consideran victorias milagrosas, mientras que la menopausia acostumbra a percibirse más como una pérdida: la pérdida de la fertilidad, de la belleza, de la sexualidad y de la autoestima.

Sin embargo, me gustaría argumentar que la menopausia es el camino de entrada hacia una vida nueva que comporta grandes beneficios. El 40 % de la vida de una mujer transcurre durante la posmenopausia. Piensa en ello por un momento.

¡Imagínate lo que puedes hacer con todo ese tiempo! La menopausia suele coincidir con el momento en que tus hijos, si los tienes, inician o han iniciado su propia vida adulta. Lo que significa que dispones de más tiempo para ti, y la oportunidad de replantear tu vida futura. Tienes tiempo para descubrir y para dedicarte a tus pasiones: emprender un nuevo negocio, ofrecer tus energías a una causa, escribir, dedicarte al arte, pasar más tiempo con la familia y los amigos, disfrutar de la naturaleza, presentarte a las elecciones o dedicarte a cualquier cosa interesante de tu agrado. ¡Lo que quieras!

En este sentido, considera la menopausia como un privilegio. Significa que has vivido mucho tiempo, oportunidad de la que muchas otras, por la razón que sea, no han podido disfrutar. Por ejemplo, yo celebro mi cumpleaños cada año a lo grande porque estoy muy agradecida de estar aquí, aunque eso signifique unas cuantas arrugas, algunas canas y articulaciones que crujen.

Por lo tanto, considera este período como un tiempo para aprender más sobre ti misma. En lugar de sentirte mal por esta fase de la vida y de vivir disgustada por los síntomas, toma tus propias decisiones conscientemente. Aprende más sobre tu cuerpo y sobre lo que te funciona y lo que no, ya sea en el ámbito de la alimentación, el ejercicio o las relaciones, y céntrate en los aspectos positivos en lugar de los negativos.

Si puedes reformular tu forma de pensar sobre la menopausia y vives los principios de la dieta Galveston, esta etapa puede convertirse en una época increíble de tu vida.

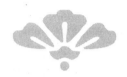

# Capítulo 2

# Cómo controlar tus hormonas

Durante demasiado tiempo nos han hecho creer que perder peso y no recuperarlo es una mera cuestión de fuerza de voluntad. Aplícate, esfuérzate y perderás kilos. Pero si «te caes del vagón de la dieta», eres una fracasada.

Y la verdad es ésta: no eres una fracasada. No has fracasado en ninguna de las dietas que has probado; son las dietas las que han fracasado contigo. Tus problemas pasados para perder peso y mantenerlo *no son culpa tuya*. Y muy poco tienen que ver con la fuerza de voluntad. El verdadero inconveniente son las hormonas. Las hormonas y los factores metabólicos relacionados con ellas son la razón por la que tendemos a engordar durante nuestra mediana edad.

Cuando tienes problemas para perder peso, te sientes frustrada e impotente, y a veces te culpabilizas a ti misma por no haber conseguido hacer dieta. De esta forma, se crea un círculo vicioso de pérdida y aumento de peso, con mucha presión emocional innecesaria de por medio. Sin embargo, el aumento de peso no tiene nada que ver contigo, ni con tu carácter moral o tu personalidad. Repite conmigo: ¡son las hormonas!

## La ciencia equívoca del aumento de peso

Durante casi un siglo, la causa del aumento de peso y la obesidad se ha descrito como «un desequilibrio energético entre las calorías consumidas y las calorías gastadas», según la Organización Mundial de la Salud. En otras palabras, la obesidad es un trastorno del equilibrio energético: calorías que entran - calorías que salen = pérdida de grasa. Yo también lo creía. Fue lo que me enseñaron en la Facultad de Medicina y en la residencia. Resulta que la investigación moderna sobre la obesidad ha demostrado que esta línea de pensamiento es en gran medida incongruente.

Afortunadamente, todo este paradigma está siendo cuestionado. Un importante estudio publicado en 2020, en el *American Journal of Clinical Nutrition* y cuya autoría recae en numerosos de los científicos más destacados en obesidad, señala claramente que la obesidad *no* es un trastorno del equilibrio energético, sino más bien, un trastorno hormonal que dicta el almacenamiento de grasa y el metabolismo independientemente de cuántas calorías se ingieran.

En lenguaje llano, tu peso está controlado en gran medida por las hormonas, que a su vez se ven influidas drásticamente por la *calidad* de la alimentación que consumes (sobre todo carbohidratos) y menos por la *cantidad* de alimentos que ingieres. No sólo engordas porque comas demasiado o ingieras más calorías de las que quemas. También engordas porque los carbohidratos de tu dieta, tanto en cantidad como en calidad, establecen un entorno hormonal que te hace acumular kilos de grasa.

Además, las mujeres sufrimos una caída de los niveles de estrógenos a medida que envejecemos, lo que hace que se nos acumule grasa en la cintura, por mucha comida de conejo que comamos o muchos kilómetros que hagamos en la cinta de correr.

**LA ALEGRÍA DEL CAMBIO**

Durante toda su vida, Steph lo había pasado fatal para perder peso, y todos sus intentos habían fracasado estrepitosamente. Intentando confiar en su fuerza de voluntad, siguió dietas bajas en grasas, pirámides de alimentos, conteo de calorías, amantes de los carbohidratos...; probó todo tipo de dietas habidas y por haber.

Y lo que es aún más aterrador, su peso contribuyó a empeorar algunos problemas de salud graves.

Hace cinco años le diagnosticaron prediabetes e hipertensión. Ambas enfermedades podían empeorar si no cambiaba su estilo de vida.

Afortunadamente, Steph se puso manos a la obra después de ver unas fotos de las vacaciones familiares en su teléfono. No le gustaba su aspecto con sobrepeso; de hecho, se sorprendió de lo mucho que había engordado.

Steph se enteró de la existencia de la dieta Galveston y le picó la curiosidad. No se parecía a nada de lo que había probado hasta ahora. La dieta estaba orientada a regular el aumento de peso hormonal mediante el cambio nutricional de sus fuentes de combustible, excluyendo el exceso de carbohidratos y alimentos inflamatorios. Steph empezó a seguir la Dieta Galveston y consiguió su objetivo con gran éxito.

«He perdido más de veinte kilos en ocho meses. No sólo me ha ayudado a perder el peso que tan desesperadamente necesitaba perder, sino que ya no soy prediabética, y ya no tomo medicamentos para la presión arterial. Me siento mejor de lo que me he sentido en más de veinte años».

## Tú y tus hormonas

Las hormonas son los mensajeros químicos del cuerpo. Docenas de glándulas y órganos, como el intestino, los ovarios, las glándulas suprarrenales y el cerebro, producen hormonas todo el tiempo. Actúan sobre las células de todo el cuerpo, indicándoles cómo deben comportarse. Y se comunican constantemente entre sí y con otros compuestos del organismo para mantener el equilibrio.

Cuando se trata de tu peso y otros síntomas de la perimenopausia y la menopausia, las hormonas son las que mandan. Entre otras cosas, controlan el apetito, el hambre, las ansias de comer, la tasa metabólica, el aumento y la distribución de la grasa y la apetencia. Si algunas hormonas no funcionan correctamente, tus esfuerzos por perder peso podrían venirse abajo. Es más, como se indica en el capítulo 1, los niveles subóptimos de determinadas hormonas están relacionados no sólo con la obesidad, sino también con la inflamación crónica, las enfermedades cardíacas, los accidentes cerebrovasculares, la diabetes, etc.

Afortunadamente, la regulación de tus hormonas ayuda a prevenir el aumento de peso y combate la inflamación. El poder de hacer todo esto está en tus manos, con las estrategias basadas en la nutrición que aprenderás en *La dieta Galveston*. La clave para resolver el aumento de peso hormonal y otros síntomas de la mediana edad se reduce a nueve hormonas, y su gestión principalmente es a través de la nutrición.

## Estrógenos

Los estrógenos son la principal hormona sexual femenina asociada a la perimenopausia y la menopausia. El término «estrógeno» engloba tres hormonas químicamente similares: estrona, estradiol y estriol. Su principal función es orquestar la expresión de las características sexuales femeninas y regular el ciclo menstrual. El estrógeno también permite que la grasa corporal se distribuya en los muslos, las nalgas y el abdomen. Durante los años fértiles, la grasa adicional depositada en estas zonas proporciona una fuente de energía para el embarazo y la lactancia.

Esta hormona también incide sobre la salud de muchas otras maneras. Por ejemplo:

- Ayuda a fortalecer los huesos y a mantener su resistencia.
- Ayuda a controlar los niveles de colesterol.
- Aumenta el riego sanguíneo cutáneo y regula su grosor.
- Mantiene fuertes y sanos el suelo pélvico y los tejidos de la vagina y la vejiga.

- Ayuda a equilibrar los estados de ánimo y puede controlar la ansiedad y la depresión.

Cuando entramos en la mediana edad, nuestros estrógenos empiezan a fluctuar considerablemente. Cuando los ovarios empiezan a disminuir la producción de estrógenos en la perimenopausia, el cuerpo aumenta la producción de la hormona foliculoestimulante (FSH, por sus siglas en inglés) para intentar que los ovarios produzcan más estrógenos. Esto comporta algunas de las fluctuaciones salvajes de estrógenos durante la perimenopausia.

A medida que disminuyen los niveles de estrógenos durante la transición a la menopausia, el hígado empieza a reducir la producción de globulina fijadora de las hormonas sexuales (SHBG, por sus siglas en inglés). La SHBG se une a nuestras hormonas sexuales y las vuelve inactivas.

A medida que descienden los niveles de SHBG, aumenta la actividad de nuestras hormonas sexuales, en particular los andrógenos (como la testosterona). Esta cadena de acontecimientos hormonales provoca cambios en el colesterol, aumento de la grasa visceral y crecimiento de vello no deseado.

### Cómo ayuda la dieta Galveston a controlar los estrógenos

Cuando llegues a las recomendaciones alimentarias del capítulo 7, verás que se hace especial hincapié en las verduras crucíferas y verdes, así como en los aguacates, el salmón y las semillas. Todos estos alimentos ayudan a contrarrestar los efectos de la fluctuación del estrógeno. A continuación se indica cómo:

**Las verduras crucíferas,** como el brócoli, brotes de brócoli, las coles de Bruselas y la coliflor, están estrechamente relacionadas con los estrógenos. Las investigaciones demuestran que las mujeres que siguen una dieta rica en verduras crucíferas tienen menos riesgo de sufrir enfermedades cardíacas, derrames cerebrales y cáncer, y en general mejores niveles hormonales y de estrógenos.

Uno de los problemas que experimentan muchas mujeres en la mediana edad es que tienen un exceso de estrógeno en su cuerpo, en lugar de tener demasiado poco. Si esto te ha sucedido a ti, tu cuerpo no está ovulando regularmente, lo que lleva a una producción de estrógenos sin oposición y poca o ninguna producción de progesterona. O tu cuerpo no está descomponiendo el estrógeno y eliminándolo como debería. Tener un exceso de grasa corporal también puede provocar niveles elevados de estrógenos, ya que los andrógenos se convierten en estrógenos en nuestras células grasas.

Otras causas son el consumo excesivo de alcohol, los problemas hepáticos, en los que el organismo no puede metabolizar correctamente los estrógenos, o la exposición excesiva a los «xenoestrógenos» sintéticos, que son sustancias químicas que se encuentran en el medioambiente y que actúan como estrógenos una vez que están dentro de tu cuerpo. Estos últimos pueden aumentar tus niveles de estrógenos.

Una de las formas de combatir el exceso de estrógenos es consumir más verduras crucíferas. Estas verduras contienen un fitoquímico llamado diindolilmetano (DIM) que ayuda al organismo a eliminar el *exceso* de estrógenos. Las verduras crucíferas también contienen compuestos de azufre que ayudan a desintoxicar un hígado lento, que puede provocar aumento de peso, hinchazón, gases y estreñimiento.

**Las verduras de hoja verde** también contienen DIM, así como sustancias químicas como el indol-3-carbinol (I3C) y el D-glucarato de calcio, que ayudan a aumentar la capacidad del hígado para eliminar los metabolitos de estrógeno (subproductos del metabolismo del estrógeno) del organismo.

**Los aguacates** están repletos de grasas saludables, que se asocian con el equilibrio de la progesterona y el estrógeno.

**El pescado rico en ácidos grasos omega-3** puede contribuir a la producción de estrógenos.

El salmón, en particular, contiene cantidades óptimas de ácidos grasos omega-3.

**Las semillas de lino y de calabaza** contienen lignanos dietéticos que ayudan a inhibir las enzimas implicadas en el metabolismo saludable del estrógeno. Los lignanos son nutrientes vegetales ricos en fibra. También actúan como antioxidantes que refuerzan el sistema inmunitario. Además, los lignanos son excelentes para controlar los niveles hormonales del organismo, especialmente los de estrógeno.

Las semillas de calabaza son ricas en zinc, grasas esenciales y proteínas, lo que las convierte en uno de los mejores alimentos para ayudar a equilibrar el estrógeno.

## Insulina

La insulina es una hormona producida por el páncreas como respuesta a la cantidad de hidratos de carbono ingeridos. Tiene muchas funciones, pero la principal es permitir que las células tomen azúcar de la sangre y lo almacenen para producir energía (en función de las necesidades).

Otra de las funciones vitales de la insulina en el organismo está relacionada con el almacenamiento de grasa. Obstaculiza la descomposición del tejido adiposo y estimula la creación de grasa corporal.

Por lo tanto, si sufres de sobrepeso, eres diabética o con predisposición a la diabetes, deberías normalizar tus niveles de insulina en la medida de lo posible para evitar el almacenamiento de grasa y controlar tu peso. Una solución importante es restringir la ingesta de hidratos de carbono, especialmente los refinados y los azúcares añadidos.

A medida que envejecemos y desarrollamos más grasa visceral (grasa abdominal), se puede desarrollar resistencia a la insulina (IR, por sus siglas en inglés), lo que significa que se necesita más insulina de lo normal para «empujar» el azúcar a las células para que hagan su trabajo.

Una dieta rica en azúcar, carbohidratos refinados y comida rápida favorece la resistencia a la insulina y, por tanto, el aumento de peso. Un estudio fascinante descubrió que las personas que comían en restaurantes de comida rápida habitualmente, dos veces por semana o más, ganaban peso y desarrollaban resistencia a la insulina, lo que sugiere que la comida rápida aumenta el riesgo de obesidad y diabetes de tipo 2.

## Cómo ayuda la dieta Galveston a normalizar los niveles de insulina y a mejorar la sensibilidad a la insulina

En la dieta Galveston, cambiarás tus hábitos alimentarios para controlar de forma natural tus niveles de insulina y restablecerlos a la normalidad. Esto es en lo que nos concentraremos:

**Limitar los hidratos de carbono.** Se ha demostrado que las dietas bajas en carbohidratos reducen los niveles de insulina y estabilizan los niveles de azúcar en sangre. Aprenderás a controlar tus carbohidratos en la fase de reenfoque de combustible de la dieta Galveston.

**Reducir o evitar los azúcares añadidos o procesados.** Las cantidades elevadas de fructosa en la dieta, en forma de jarabe de maíz rico en fructosa y sacarosa, favorecen la resistencia a la insulina y elevan sus niveles.

**Consumir abundantes proteínas en las comidas.** Aunque los niveles de insulina aumentan inicialmente después de ingerir proteínas, los efectos a largo plazo del consumo de proteínas conducen a una disminución de la grasa abdominal y, por lo tanto, ayudan a prevenir la resistencia a la insulina.

**Servir grasas saludables.** Los alimentos ricos en grasas omega-3, en particular, ayudan a reducir los niveles de insulina en ayunas.

**Aumentar la ingesta de fibra.** Es importante que lleves un registro de tu ingesta total de fibra y te asegures de ingerir al menos 25 gramos al día (yo intento ingerir 35 gramos al día). También es importante obtener una combinación de fibra soluble e insoluble. La fibra soluble se disuelve en agua, formando una sustancia gelatinosa que ayuda a ralentizar la digestión y la absorción de azúcares. Algunos ejemplos de alimentos ricos en fibra soluble son las lentejas, los frutos secos, la avena y ciertas frutas y verduras.

La fibra insoluble no se disuelve en agua, pero ayuda a que los alimentos se muevan más rápidamente por el aparato digestivo. Algunos ejemplos de alimentos que contienen fibra insoluble son las verduras y los cereales integrales. Como su nombre indica, la fibra insoluble no se disuelve en agua, lo que le permite permanecer totalmente intacta en el tubo digestivo. Esto le permite añadir volumen a las heces y, por tanto, tener un efecto laxante que puede utilizarse para tratar problemas digestivos como el estreñimiento.

**Suplementos de magnesio.** Las personas con resistencia a la insulina suelen tener carencias de magnesio, por lo que un suplemento de este mineral puede mejorar la sensibilidad a la insulina. Profundizaremos en la importancia del magnesio en la dieta en el capítulo 7.

**Comer alimentos ricos en antioxidantes.** Las frutas y verduras de colores llamativos contienen antioxidantes que combaten la inflamación y reducen los niveles de insulina.

**Aromatizar los alimentos con especias y hierbas.** Intento utilizar varias especias y hierbas en casi todas mis recetas. Algunos de los mejores aromatizantes que he encontrado son el fenogreco (lleno de fibra soluble), la cúrcuma (un potente antioxidante y antiinflamatorio), el jengibre (mejora la función de los receptores de glucosa en las células musculares), el ajo (otro potente antioxidante) y la canela (de 1 a 6 gramos o de ¼ a 1 ½ cucharaditas diarias para regular el azúcar en sangre).

**Tomar té verde.** El té verde es rico en antioxidantes que ayudan a combatir la inflamación y aumentar la sensibilidad a la insulina.

**Hacer ejercicio de forma regular.** El ejercicio cardiovascular regula y el entrenamiento de fuerza mejora la sensibilidad a la insulina.

## Leptina

Producida por las células grasas, la leptina es conocida como la hormona de la saciedad. Reduce el apetito y te hace sentir saciado después de comer.

Además, la leptina indica al cerebro que hay suficiente grasa almacenada y que no se necesita más, lo que ayuda a evitar comer en exceso. Paradójicamente, cuando tienes sobrepeso, es probable que tengas demasiada leptina en el torrente sanguíneo, tanta que tu cuerpo no registra la sensación de «estoy lleno». De hecho, un estudio evidenció que los niveles de leptina en las personas obesas eran cuatro veces superiores a los de las personas con un peso saludable.

La falta de sensibilidad a la leptina conduce a una enfermedad conocida como resistencia a la leptina. Con la resistencia a la leptina, el cerebro no puede reconocer las señales de la leptina y, por lo tanto, impulsa los antojos, los hábitos alimentarios poco saludables y el aumento de peso. Puede producirse un círculo vicioso. Se come más y se engorda. Más grasa corporal crea más leptina en las células grasas y eleva los niveles de insulina. El exceso de grasa corporal interrumpe la señalización adecuada de la leptina y, por lo tanto, empeora la resistencia a la insulina.

En esencia, tu cerebro piensa que estás hambriento, lo que hace que quieras comer más. Engordas aún más y, sin embargo, sientes más hambre, por lo que comes más y engordas aún más. Y así sucesivamente.

### Cómo ayuda la dieta Galveston a controlar la leptina

Prestar atención a tus hábitos alimentarios es fundamental para controlar la leptina; es más fácil de lo que crees. He aquí cómo puedes hacerlo en la dieta Galveston:

**Evita los alimentos procesados.** Estos alimentos pueden provocar inflamación, lo que causa resistencia a la leptina.

**Come más fibra.** Ayuda a controlar el apetito, la saciedad y el peso. La fibra soluble, en particular, puede ayudar a mejorar tu salud intestinal.

**Reducir los triglicéridos.** Ésta es la forma más común de grasa en el torrente sanguíneo. Tener los triglicéridos altos puede detener el transporte de leptina de la sangre al cerebro, impidiendo que la señal de saciedad de la leptina llegue al cerebro. El cerebro piensa entonces que estás hambriento e inicia poderosos mecanismos para hacer que tu cuerpo recupere esa grasa perdida.

La mejor manera de reducir los triglicéridos es reducir el consumo de hidratos de carbono.

**Centrarse en las proteínas.** Consumir una cantidad adecuada de proteínas puede contribuir a la pérdida de peso, gracias a la mejora de la sensibilidad a la leptina. Como mujer, si haces tres comidas al día, deberías ingerir al menos de 20 a 25 gramos de proteínas por comida. Cada 30 gramos de proteína animal (que lo incluye todo, desde el pescado y las aves hasta el cerdo y el bistec) contiene unos 8 gramos de proteínas, mientras que las fuentes vegetarianas de proteínas, como los huevos duros y media taza de alubias, tienen unos 8 y 11 gramos, respectivamente. La ingesta de una ración de unos 100 gramos de proteínas de calidad 3 veces al día es una de las formas más fáciles de conseguir tu cantidad diaria necesaria de proteínas.

**Practica ejercicio con regularidad.** La actividad física puede ayudar a invertir la resistencia a la leptina.

**Mejora la calidad del sueño.** Dormir mal está relacionado con los problemas con la leptina.

## Grelina

La grelina es una hormona que se produce en el intestino. Viaja por el torrente sanguíneo hasta el cerebro, desde donde te envía señales de hambre para que comas.

Por lo tanto, su función principal es aumentar el apetito.

Si restringes drásticamente las calorías, los niveles de grelina se dispararán y es probable que te sientas hambriento, que es una de las razones por las que reducir las calorías hace que sea tan difícil seguir una dieta.

### *Cómo ayuda la dieta Galveston a mejorar la función de la grelina*

Cuanta más grelina se segrega, más hambre se tiene y más ganas de comer, así que es fácil entender por qué hay que mantener los niveles de grelina bajo control. A continuación te indico cómo lo consigue la dieta Galveston:

**Reduce el consumo de azúcar.** Evita los azúcares añadidos, sobre todo las bebidas endulzadas con sirope de maíz con alto contenido en fructosa.

**Incluye proteínas en cada comida.** Sobre todo cuando rompas el ayuno. Para una mujer de más de 50 años, un buen objetivo es ingerir entre 20 y 25 gramos de proteínas en cada comida.

**Incluye alimentos ricos en fibra en las comidas.** La fibra llena rápidamente, aumentando así tu sensación de saciedad. También evita que los niveles de azúcar en sangre se disparen después de las comidas.

## Cortisol

Y por si la mediana edad no fuera lo suficientemente dura, también te dispara el estrés, y mucho. Tenemos estrés en casa, con nuestras familias, en el trabajo...; estrés, estrés, estrés. Cuando estamos estresados, el cuerpo libera hormonas del estrés, y una de ellas es el cortisol.

Cuando te enfrentas a un factor estresante, el cortisol estimula la liberación de grasas y carbohidratos para darte la energía necesaria para luchar contra la situación o huir de ella.

Este repentino aumento de energía puede ayudarte a sobrevivir en una crisis o a huir del peligro. El problema reside en que el cortisol no distingue entre las verdaderas emergencias (evitar un accidente o huir de un ladrón) y los «peligros» crónicos, como las preocupaciones económicas, los vencimientos, los problemas familiares y otros retos propios de un estilo de vida acelerado.

Cuando el estrés es crónico y no se resuelve, un flujo constante de cortisol inunda tu cuerpo. Esto puede elevar tu nivel de azúcar en sangre, alterar tu apetito, estimular tus antojos, aumentar la velocidad a la que almacenas grasa y redistribuirla para que se almacene de forma visceral. El cortisol crónicamente elevado también puede hacer que las células se vuelvan resistentes a la insulina.

### Cómo se regula el cortisol con la dieta Galveston

Si alguna vez has pasado por una época de tu vida en la que estabas constantemente estresada, probablemente te sentiste más como una versión desgastada de ti misma. El culpable es el cortisol, cuyos niveles son más altos de lo habitual. Por eso es de suma importancia averiguar cómo *bajar* el cortisol. Y puedes hacerlo con ciertos alimentos que encontrarás en la dieta Galveston:

**Chocolate negro.** Después de un día duro, siempre apetece algo dulce, por eso me gusta deleitarme con un poco de chocolate negro. Con un contenido de cacao igual o superior al 70 %, posee innumerables nutrientes esenciales. Además, alivia el estrés. Dos estudios realizados con 95 adultos demostraron que el consumo de chocolate negro reducía su respuesta de cortisol ante una situación de estrés.

**Incluye probióticos y prebióticos en tu dieta.** Los probióticos son unas beneficiosas bacterias simbióticas que se encuentran en alimentos como el yogur, el chucrut y el kimchi. Varios estudios han demostrado que el aumento de los probióticos en el intestino puede frenar la inflamación y los niveles de cortisol, y que esto puede ayudar a reducir los síntomas de la depresión, la ansiedad y el estrés.

Los prebióticos, que se encuentran en la fibra soluble, son el alimento de estas bacterias en el intestino y se ha descubierto que ayudan a reducir los niveles de cortisol.

**Hidrata tu cuerpo.** Mantener tu cuerpo bien hidratado puede hacer que tus niveles de estrés fisiológico se mantengan bajos. Cuando no suministras a tu cuerpo abundantes líquidos, lo estás estresando, y responderá aumentando los niveles de cortisol. ¿Cómo sabes si estás bien hidratada? Observa en el inodoro. El color de la orina debe ser entre amarillo claro y transparente. Cualquier color más oscuro podría indicar deshidratación.

**Céntrate en el aceite de pescado.** Está demostrado que los alimentos ricos en ácidos grasos omega-3 reducen el cortisol. No confundas las grasas omega-3 con las grasas omega-6. Los ácidos grasos omega-6, que se encuentran en aperitivos procesados, comidas rápidas, pasteles, carnes grasas y embutidos, tienden a *promover* la inflamación.

Las modificaciones del estilo de vida también ayudan a regular el cortisol. En la transición a los cambios hormonales de la mediana edad, estas estrategias son aún más importantes:

**Gestionar el estrés.** Son numerosas las formas de disminuir el estrés, desde participar en programas de relajación a los enfocados a la gestión del estrés, pasando por el yoga. Una de las mejores estrategias que he probado es la meditación. Se ha demostrado que reduce los niveles de cortisol. Puedes probar las aplicaciones Calm o Headspace para iniciarte en la meditación. Además, por el simple hecho de escuchar una música que te gusta, puedes reducir los niveles de cortisol inducidos por el estrés.

**Procura dormir bien.** En varios estudios, aquellas personas que dormían menos o tenían un sueño de mala calidad presentaban niveles de cortisol significativamente más altos que los grupos de control.

**Haz ejercicio.** Numerosos estudios han demostrado que el ejercicio moderado reduce los niveles de cortisol.

## Neuropéptido Y

Mucha gente habla del poder adictivo de los carbohidratos. Obviamente estoy de acuerdo, y la facilidad con la que uno puede engancharse a ellos es algo que también lo he oído de muchas de mis pacientes. Pero al igual que con el aumento de peso, no eres culpable de estos antojos adictivos. La culpa es del neuropéptido Y (NPY). Ésa es la hormona que impulsa los antojos de carbohidratos.

Otro aspecto curioso del NPY es que también está ampliamente implicado en la motivación y en la búsqueda de comida. ¿Esas veces que has revuelto la nevera en busca de comida? Eso es tu NPY trabajando.

Producido por células del cerebro y del sistema nervioso, el neuropéptido Y es uno de los estimuladores más potentes del apetito. Se activa con niveles bajos de leptina y restricción calórica (lo que explica en parte por qué suelen fracasar las dietas); sus niveles son más altos en ayunas y más bajos después de las comidas. Además, los niveles de NPY se elevan en momentos de estrés, lo que puede llevar a comer en exceso y a ganar grasa visceral.

El NPY hace *disminuir* el tiempo entre comidas, nos hace sentir más motivados para comer y retrasa la señal cerebral de saciedad.

### Cómo reduce el NPY la dieta Galveston

Cuando empieces a reenfocar tu combustible en la dieta Galveston, puedes esperar que tus antojos de carbohidratos pasen a formar parte del pasado. He aquí cómo conseguir hacer de esto un hábito:

**Asegura la cantidad adecuada de proteínas en tus comidas.** Las personas que siguen dietas bajas en proteínas suelen tener niveles elevados de NPY. La cantidad adecuada de proteínas para una mujer de más de 50 años es de 20 a 25 gramos, o unos 90 gramos de proteínas de alta calidad, tres veces al día.

**Incluye suficiente fibra soluble prebiótica en tu dieta.** La fibra soluble alimenta las bacterias beneficiosas del sistema digestivo para garantizar un intestino sano y combate los antojos de carbohidratos cuando no los necesitas.

**Controlar el estrés.** Al igual que el cortisol, el NPY puede reducirse adoptando comportamientos que disminuyan el estrés en tu vida.

## El péptido similar al glucagón 1

El péptido similar al glucagón 1 (GLP-1) es una hormona producida por el intestino cuando los nutrientes entran en él.

Los niveles más altos de GLP-1 frenan el apetito y están relacionados con la pérdida de peso. Esta hormona también ralentiza el proceso de digestión y ayuda a que los nutrientes se liberen de forma más uniforme. Mejora la producción de insulina en el organismo y evita que el hígado libere en la sangre más azúcar del necesario. Por tanto, el GLP-1 es muy importante para el control de la glucemia y la insulina.

### Cómo aumenta el GLP-1 la dieta Galveston

Cuando empieces a seguir la dieta Galveston, cada vez tendrás menos hambre y menos antojos. Una razón importante es que comerás más alimentos que potencian el GLP-1. Mis recomendaciones son las siguientes:

**Pescado, proteína de suero (requesón, requesón y leche) y yogur.** Se ha demostrado que estos alimentos aumentan los niveles de GLP-1 y mejoran la sensibilidad a la insulina. (El suero es la leche acuosa que se ha separado de la cuajada al elaborar el queso).

**Alimentos ricos en antioxidantes (principalmente verduras y frutas).** Estos alimentos previenen la inflamación crónica, que está vinculada a niveles más bajos de GLP-1, por lo que una dieta con estos nutrientes puede aumentar los niveles de GLP-1. Además, las investigaciones han demostrado que las verduras de hoja verde, como las espinacas y la col rizada, estimulan los niveles de GLP-1 y favorecen la pérdida de peso.

**Alimentos probióticos, como el yogur.** Se ha demostrado que los probióticos aumentan los niveles de GLP-1 y disminuyen la ingesta de alimentos.

## Colecistoquinina

He aquí otra hormona muy interesante: la colecistoquinina (CCK). Es beneficiosa para cualquier persona que quiera perder peso por dos razones principales.

En primer lugar, actúa como un supresor del apetito, frenando la ingesta de alimentos.

Esto es sin duda una ventaja si estás intentando comer menos y perder grasa corporal. Esto se debe a que la CCK ralentiza la velocidad a la que los alimentos se mueven a través de tu tracto digestivo, aportando la sensación de sentirte saciado durante más tiempo.

En segundo lugar, la CCK estimula la descomposición del tejido adiposo para que pueda ser quemado. Esto ayuda a mejorar tu composición corporal, así como el control del apetito.

En el organismo, la CCK es fabricada por células especializadas del revestimiento intestinal cuando se ingiere una comida que contiene grasa. Básicamente, desencadena la liberación de bilis y enzimas pancreáticas para la digestión de las grasas.

### Cómo aumentar la CCK con la dieta Galveston

Además de consumir los siguientes alimentos por muchas otras razones (¡lee las anteriores!), también aumentan la producción de CCK: toma alimentos ricos en proteínas, grasas y fibra, además de alimentos ricos en ácidos grasos omega-3, como el pescado.

## Péptido pancreático YY

El péptido pancreático YY (PYY) es una hormona producida en el intestino delgado. Se libera después de comer y suprime el apetito. De hecho, es una de las hormonas que hace que te sientas saciado después de comer porque ralentiza el vaciado del estómago.

La cantidad de PYY que se envía a la sangre depende del tipo de alimentos que se ingieren. Las grasas y las proteínas, por ejemplo, estimulan la mayor liberación de esta hormona. Su secreción también puede verse estimulada por los jugos digestivos (como la bilis).

Los niveles de PYY son más altos en la segunda hora después de comer, tras lo cual disminuyen de forma gradual. Los niveles bajos de PYY se observan durante largos períodos sin comer, como durante la noche.

Con concentraciones bajas de PYY, sentirás un aumento del apetito y querrás seguir comiendo. Las personas obesas o con diabetes de tipo 2 tienden a tener los niveles bajos, lo que obviamente agrava el aumento de peso.

### Cómo aumenta el PYY la dieta Galveston

Las planificaciones de comidas que sigues con la dieta Galveston están orientadas a ayudarte a regular el PYY, junto con otras hormonas. Como verás, el escenario ideal es el siguiente:

**Seguir una dieta baja en carbohidratos.** Esto se hace en un esfuerzo por estabilizar los niveles de glucosa en sangre. Un nivel elevado de azúcar en sangre puede dificultar los efectos del PYY.

**Incluye la cantidad suficiente de proteínas.** La proteína puede provenir de fuentes animales o vegetales; mis planificaciones de las comidas te mostrarán cómo.

**Incluye la cantidad adecuada de fibra.** Consume suficiente fibra es esencial en tu dieta.

Entender de qué manera influyen las hormonas en tu peso y otros síntomas es un primer paso importante hacia la buena salud. Cuando te das cuenta de que tu comportamiento con respecto a la comida está inducido por tus hormonas, dejas de castigarte por los fracasos al respecto y te concentras en cambiar tu patrón de alimentación. Tienes mucho más control sobre su cuerpo del que crees. No tienes nada que perder, ¡excepto esos kilos de más!

---

**SOFOCO: ¿DEBERÍA PLANTEARME LA TERAPIA HORMONAL SUSTITUTIVA?**

El campo de la terapia hormonal sustitutiva (THS) presenta grandes progresos y ha llegado para quedarse. La THS puede cambiar la vida de muchas mujeres.

La THS aporta grandes beneficios. Puede:

- Adelgazar la cintura reduciendo la grasa abdominal.
- Redistribuir tu grasa corporal para que seas un poco más proporcionada.

- Reducir los niveles de glucosa e insulina en ayunas, ayudando a prevenir la resistencia a la insulina y la diabetes de tipo 2.
- Mejorar los perfiles de lípidos en sangre, incluidos el colesterol y los triglicéridos (con frecuencia los verdugos de un corazón sano) y reducir así el riesgo de enfermedades cardiovasculares.
- Reducir la pérdida ósea, ayudando a prevenir la osteoporosis
- Mejorar la cognición (¡menos niebla mental!)
- Aumentar tu sensación de bienestar

Nadie puede decidir si la THS es adecuada para ti, salvo tu médico y tú. Pero cuanta más información científica tengas, mejor informada estarás y más segura te sentirás de tu decisión. A continuación, encontrarás algunos de los factores clave que analizo con las mujeres que se plantean la THS:

- Por lo general, se debe iniciar el tratamiento durante la perimenopausia o en los primeros años tras la menopausia.
- Ten en cuenta que es principalmente la deficiencia de estrógenos en tu sistema lo que causa parte de tu aumento de peso y otros síntomas notables de la perimenopausia y la menopausia. Por este motivo, la THS sólo se ha aprobado para tratar los trastornos vasomotores (cambios en la función del sistema vascular, como los sofocos) y para revertir los cambios vaginales, como el adelgazamiento de la pared vaginal y la falta de lubricación.

  La Administración de Alimentos y Medicamentos de los Estados Unidos (*FDA*) no ha aprobado la THS para perder grasa visceral o reducir la inflamación (aunque la THS puede ayudar en ambos casos).
- Si conservas tu útero, debes saber que no debes tomar estrógenos solos, debido al riesgo de cáncer de endometrio.

  La adición de progesterona a la terapia disminuye este riesgo, y la terapia combinada es siempre la terapia de elección. Si no conservas tu útero, la progesterona no es necesaria.

Por favor, consulta a un médico con conocimientos de la THS para que pueda adaptarla a su situación particular. *Véase* el apartado «Recursos», donde encontrarás un enlace a una lista de proveedores de atención médica «menopause friendly» (que respetan y apoyan activamente la menopausia) en mi sitio web.

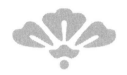

# Capítulo 3

# Prepárate para cambiar tu vida

Ya sabes que perder peso y remediar los síntomas de la mediana edad mientras sigues la dieta Galveston te hará estar más sana. Una muy buena noticia es que en cuanto te adaptes al programa, podrás reducir sustancialmente la grasa abdominal, los sofocos, el cansancio, la niebla mental, el mal humor y mucho más. He visto mujeres que en tan sólo dos semanas de programa empiezan a experimentar estos cambios positivos. ¡Así que cada esfuerzo que hagas tendrá su recompensa!

Dicho esto, sé que estás impaciente por empezar tu nuevo estilo de vida. Pero antes de que te lances a ello, quiero advertirte de lo siguiente para que empieces el plan con tranquilidad. Invierte al menos unos días o una semana para leerte este libro. Es importante que sepas exactamente lo que está pasando en tu cuerpo en esta etapa de tu vida, que entiendas por qué el programa contiene lo que contiene, y que veas cómo los tres componentes trabajan juntos. Necesitas entender lo que implican las planificaciones de la comida y por qué están diseñadas así.

Permítete asimilar toda esta información. En cuanto entiendas los conceptos nutricionales, tu éxito con los cambios en tu estilo de vida serán mejores y avanzarán más hacia una reducción del riesgo de enfermedades y una mejora de la salud.

Así que, de nuevo, mi primer consejo es que no tengas prisa. Tómate tu tiempo para invertir en ti misma. Tienes el resto de tu vida para dominar el plan. Dicho esto, a continuación te indico varios pasos preparatorios que te ayudarán a conseguirlo.

## Conoce tus medidas

No sabrás hasta qué punto has conseguido tu objetivo a menos que tengas una visión clara de dónde empezaste y dónde estás ahora. Por eso es importante tomar ciertas medidas corporales y utilizar de vez en cuando la báscula para medir los resultados.

**1. Comprueba tu peso inicial.** A mis alumnas de la dieta Galveston les enseño a «romper» su báscula. Sé que esto puede asustar, así que hablemos de ello. La báscula es útil, pero tampoco es la única medida que existe, porque no evalúa realmente tu salud. Recuerda, el objetivo principal de este programa es conseguir que estés lo más sana posible. Es común que las mujeres que siguen este programa pierdan centímetros, especialmente alrededor de la cintura, sin que se registre ninguna pérdida de peso en la báscula. Esto sucede porque lo más probable es que estén ganando músculo magro mientras pierden grasa corporal, y el músculo generalmente pesa más que la grasa. Además, el músculo ocupa menos espacio en el cuerpo.

Está bien tener en cuenta el número que te da la báscula en tu valoración global, pero no permitas que sea la última palabra. Así que pésate hoy, anota ese peso en una libretita junto con la fecha, y tenla a mano. Recuerda que tu peso es sólo un dato para medir tu progreso; no te obsesiones con lo que dice la báscula.

**2. Mide la circunferencia de tu cuerpo.** Compra una cinta métrica de tela y mide la circunferencia de tus caderas, abdominales y la cara interna de los muslos. Anota las medidas en el cuaderno donde has anotado la medida de tu peso.

Aquí tienes algunos consejos para medir:

- Para mayor precisión, tómate las medidas desnuda a primera hora de la mañana, antes de romper el ayuno, para evitar cualquier hinchazón después de las comidas.
- Respira con normalidad y no «inspires» para obtener una cifra mejor. Quieres que tus medidas reflejen tus verdaderas estadísticas.
- Mídete frente a un espejo para asegurarte de que la cinta métrica se mantiene recta.
- Para medir el perímetro de la cintura, ponte erguida y espira. Mide alrededor de la parte más estrecha de la cintura; para muchas mujeres, está justo por encima del ombligo, pero la tuya puede estar más arriba.

**Nota:** La medida de tu cintura es una de las evaluaciones más importantes de tu salud general. Demasiada grasa alrededor de la cintura indica que podrías tener un exceso de grasa visceral. La grasa visceral presenta importantes riesgos para la salud. Lo ideal sería tener un perímetro de cintura inferior a 89 centímetros.

- Para el perímetro de la cadera, mide la distancia alrededor de la parte más ancha de las nalgas. Aunque cada persona varía, la medida de la cadera está unos 15 cm por debajo de la cintura.
- Tira de la cinta para que quede ajustada, pero no demasiado.

**3. Calcula tu relación cintura-cadera.** La relación cintura-cadera (WHR, por sus siglas en inglés) es el indicador de la distribución de tu peso corporal, especialmente en términos de salud. De hecho, es la evaluación más importante que tomarás en la dieta Galveston, ya que indica tanto tu nivel de salud como señala cualquier riesgo de salud que puedas estar padeciendo. A medida que mejores tu WHR, mejorará tu salud, que es el objetivo número uno de este programa.

Ahora, para calcular tu WHR, divide el perímetro de tu cintura por el perímetro de tu cadera. Anota el WHR y añádelo a tu libreta.

**4. Hazte una foto.** Puede resultarte incómodo o desalentador, pero créeme, más adelante te encantará poder ver tus resultados a medida que avances en el programa.

Siguiendo el plan, volverás a medirte al cabo de cuatro semanas y volverás a calcular tu WHR. Verás como te sentirás inspirada por los centímetros y los kilos que has recortado de tu cuerpo, una señal de que estás quemando grasa pura y mejorando tu salud en general.

**TU WHR Y TU SALUD**

Un gran número de pruebas científicas demuestran que un WHR elevado puede pronosticar enfermedades cardiovasculares, hipertensión, diabetes, enfermedades de la vesícula biliar e incluso cáncer.

Las mujeres menopáusicas suelen experimentar un aumento significativo de su WHR, lo que implica que corren un riesgo importante de sufrir enfermedades cardíacas, fracturas de cadera y ciertos tipos de cáncer (incluidos el cáncer de mama y el cáncer de endometrio). Como aspecto positivo, los investigadores también han descubierto que la reducción del índice de masa corporal se asocia a mayores beneficios para la salud y a un menor riesgo de desarrollar estas enfermedades.

A modo de guía general, aquí tienes una tabla muy utilizada para hacerte una idea de lo que puede presagiar tu relación cintura/cadera actual.

## Relación cintura-cadera

| Riesgo para la salud | Mujeres |
|---|---|
| Bajo | 0,80 o inferior |
| Moderado | 0,81-0,85 |
| Alto | 0,86 o superior |

## Consigue una guía nutricional

Desde que se fundó la organización y se creó la dieta Galveston en 2017, he observado que las mujeres que experimentan un mayor éxito con el programa son las que controlan sus micronutrientes y macronutrientes (los «macros»).

Los macronutrientes son las tres categorías de nutrientes que más consumes y que te proporcionan la mayor parte de tu combustible: hidratos de carbono, proteínas y grasas. Los micronutrientes, por su parte, son los nutrientes vitales que tu cuerpo utiliza en cantidades más pequeñas: vitaminas, minerales, fibra, antioxidantes y fitoquímicos.

Puedes hacer un seguimiento de ambos a través de una aplicación del teléfono.

Mi aplicación de seguimiento nutricional favorita es Cronometer. Esta aplicación tiene una base de datos nutricional completa y extensa que te ayuda a desarrollar el hábito de reenfocar tu combustible. Otras aplicaciones de seguimiento también buenas son Carb Manager, MyFitnessPal, Fitbit, Lose It! y MyNetDiary. Necesitarás un *smartphone*, por supuesto. Una vez descargada la aplicación elegida, utiliza la base de datos para empezar a controlar tus elecciones nutricionales y ser más consciente de lo que ingieres. Utilizar estas aplicaciones es similar a usar dinero en efectivo o una tarjeta de débito en lugar de una tarjeta de crédito para pagar algo; siempre sabes exactamente en qué punto de tu «presupuesto» nutricional te encuentras.

Es una buena idea asegurarse de que la aplicación que elijas pueda realizar un seguimiento personalizado de los porcentajes de macros y los carbohidratos netos (carbohidratos totales menos fibra; consulta el apartado «La importante diferencia entre carbohidratos netos y totales» para saber por qué esto es fundamental). A modo de experimento, utiliza la aplicación que hayas elegido para empezar a llevar un registro de lo que comes esta primera semana.

Por supuesto, no vas a controlar o contar calorías en la dieta Galveston. Como ya se mencionó anteriormente, contar calorías no es el mejor enfoque para la pérdida de peso, y he aquí por qué. Las calorías no son iguales; los distintos alimentos tienen efectos muy diferentes sobre las hormonas, el gasto energético y la sensación de hambre.

Cuando comes alimentos procesados, de baja calidad y ricos en calorías vacías, tu cuerpo nunca se siente satisfecho. Sigue pidiéndote comida, con la esperanza de que sigas alimentándolo y le aportes más nutrientes. Traducción: comes en exceso y engordas.

Contrariamente, cuando disfrutas de alimentos nutritivos y de alta calidad es menos probable que comas en exceso porque estás nutriendo tu cuerpo con lo que necesita, y en las cantidades adecuadas. Para la mayoría de la gente, simplemente cambiando sus elecciones de alimentos por los que se indican en este plan conseguirán perder peso, quemar grasa, eliminar antojos y construir salud.

## Empieza a escribir un diario

Creo firmemente en la importancia de llevar un diario. La práctica de sentarte y anotar tus pensamientos cada día te ayuda a centrarte en establecer y alcanzar tus objetivos (mentales, físicos, dietéticos, de actividad, etc.). Esa contemplación también lleva a practicar la gratitud por la ayuda o el ánimo que has recibido de otras personas. Llevar un diario es esencialmente una forma de rendir cuentas. El diario también es un buen lugar para anotar tus medidas corporales y tu WHR. También puedes utilizar las dos primeras páginas del diario para anotar tus objetivos personales de salud y peso.

La cantidad de anotaciones en el diario que decidas hacer es personal y, por supuesto, no dudes en escribir sobre lo que se te pase por la cabeza. Pero en lo que respecta al programa, aquí tienes algunos temas que puedes considerar cada día:

Hoy estoy agradecido por: _____

Dos prácticas de autocuidado que haré sólo para mí: _____

Victorias o celebraciones de hoy: _____

Mis intenciones diarias: _____

(Nota: Se trata de compromisos personales, como «Hoy intentaré algo desafiante», «Me acepto como suficiente», «Creo que soy bella», «Desarrollaré una relación sana con mi cuerpo», «Me comprometo con mi plan de comidas», etc.).

Hoy voy a soltar: _____

(Por ejemplo: rencores, ciertos pensamientos negativos, arrepentimientos, estrés autoimpuesto, etc.).

Mi plan de ejercicios para hoy: _____

Mi período de ayuno: _____ (Por ejemplo, de las 20.00 a las 12.00 h del día siguiente).

Mis macros diarios: carbohidratos _____ grasas _____ proteínas _____.

No necesitas ningún libro elegante para llevar un diario: basta con un cuaderno si escribes a mano, o un archivo específico en tu portátil o iPad. Para más ideas, consulta el Diario de Recarga que también he creado, disponible en mi sitio web. Tiene espacios para cada uno de estos temas cada día.

## Considera ciertos suplementos

Mucha gente me pregunta para qué sirven exactamente los suplementos nutricionales.

Mi respuesta siempre es recalcar, por encima de todo, que los suplementos son sólo eso: están pensados para *complementar* la dieta, no para sustituir los alimentos. Tu nutrición debe proceder principalmente de alimentos enteros y naturales, no de pastillas. Las frutas, verduras y otros alimentos saludables contienen nutrientes y otras sustancias que no se encuentran en las pastillas o cápsulas. No puedes obtener ese beneficio sinérgico de un suplemento.

Dicho esto, la dieta media de los estadounidenses deja mucho que desear. Los estudios demuestran que nuestras comidas carecen de una serie de nutrientes importantes, como magnesio, vitamina D y fibra. Es cierto que muchos de estos nutrientes son difíciles de obtener sólo con la dieta, y yo misma he luchado con este problema.

He diseñado la dieta Galveston para que sea rica en fibra, vitamina D, magnesio, ácidos grasos omega-3 y otros nutrientes esenciales. En el capítulo 7, aprenderás a seleccionar las fuentes de alimentos más nutritivas.

Aun así, es posible que no obtengas todo lo que necesitas. En ese caso, los suplementos pueden ser un amortiguador, compensando lo que podría faltar. Aunque no necesitas suplementos para tener éxito en la dieta Galveston, plantéate tomar los siguientes tres suplementos, sólo para asegurarte.

### Suplementos de fibra

Puede ser difícil obtener toda la fibra necesaria para una buena salud sólo de los alimentos. Créeme, ¡lo he intentado! Todos necesitamos entre 25 y 30 gramos de fibra diarios. Eso es bastante, así que la suplementación es una gran opción. Otra razón por la que recomiendo suplementos de fibra es personal. Tuve un tío que murió de cáncer de colon a los 51 años. Le diagnosticaron la enfermedad a los cuarenta y luchó contra ella durante muchos años antes de fallecer. También tengo tías, tíos, primos y dos hermanos que murieron de cáncer. Creo que existe algo genético y que puedo tener predisposición a padecerlo; por eso quiero estar en la mejor posición posible para luchar contra el cáncer, en el caso de que me lo diagnostiquen.

La fibra puede proteger contra el cáncer. Numerosos estudios sugieren, por ejemplo, que el consumo de diversos alimentos ricos en fibra tiene un efecto protector contra el cáncer de colon. También se ha demostrado que una dieta rica en fibra puede proteger contra el cáncer de mama, ovario, endometrio y gastrointestinal.

Existen muchos suplementos de fibra en el mercado, y yo ofrezco uno en mi sitio web (consultar «Recursos» o acceder al enlace que aparece allí para obtener más información).

Si estás pensando en tomar un suplemento de fibra, esto es lo que debes tener en cuenta a la hora de elegir un producto:

- Comprueba que contiene fibra soluble e insoluble.
- Ten en cuenta la fuente de fibra. Algunas fibras proceden de ingredientes naturales, mientras que otras son sintéticas. Es mejor para la salud y la digestión suplementar con fibras naturales. Al formular el suplemento de fibra de nuestra empresa, elegí fibras naturales sin gluten como el trigo sarraceno (soluble e insoluble), las semillas de chía (soluble), el mijo (insoluble), el amaranto (insoluble) y la qui-

noa (soluble e insoluble). Otras buenas fuentes naturales de fibra son la pectina, una fibra soluble que se encuentra en frutas y bayas, y el psilio, una fibra soluble procedente de la cáscara de plantas del género *Plantago*.

- Lee las etiquetas para conocer el contenido de azúcar. Muchos suplementos de fibra con sabor, incluidos los polvos y las gominolas, pueden contener una cantidad de azúcar increíble. Una marca muy popular de fibra de cáscara de *psyllium* contiene 16 gramos de azúcar por dosis, ¡lo que equivale a 4 cucharaditas! Puedes evitar todo ese azúcar adicional optando por las versiones en polvo sin azúcar (asegúrate de que estén endulzados con fruta de monje o estevia, no con edulcorantes químicos).

Una advertencia: si no estás acostumbrada a tomar suplementos de fibra, empieza poco a poco. Añadir mucha fibra a tu dieta de inmediato puede desencadenar algunos efectos secundarios incómodos, como hinchazón, calambres y gases.

Aumenta gradualmente la cantidad que ingieres, quizás empezando con la mitad de la dosis recomendada durante una o dos semanas, antes de tomar la dosis diaria completa. También ayuda tomar los suplementos de fibra con un gran vaso de agua y mantenerse hidratado a lo largo del día.

### Vitamina D

El cuerpo necesita la luz solar para producir vitamina D, pero en Estados Unidos somos deficientes en esta vitamina. Una de las razones es que cada vez comemos menos productos lácteos, que son buenas fuentes de vitamina D. Además, cada vez hay más sedentarismo (en oficinas o frente a pantallas en casa) y la gente sale poco al exterior. Si vives en una latitud en la que la luz solar es limitada durante parte del año, es probable que no obtengas la vitamina D que necesitas durante ese tiempo. O si vives en un lugar donde los días de Sol son largos, es posible que utilices mucha protección solar y te mantengas alejado del Sol para evitar el cáncer de piel. Y, por último, si tienes la piel pigmentada más oscura, no absorbes tanta luz solar, lo que significa que tienes menos luz solar para convertir la vitamina D en su forma activa.

La forma recomendada de vitamina D es la vitamina D3, o colecalciferol, porque el organismo la absorbe más fácilmente.

## Suplementos de ácidos grasos omega-3

Mantengo una relación amorosa con los ácidos grasos omega-3 porque ofrecen muchos beneficios para el cuerpo y el cerebro; hablo de ellos en profundidad en el capítulo 7. Aunque los ácidos grasos omega-3 se encuentran en los alimentos como el pescado, las semillas y los frutos secos, puede ser difícil obtener todos sus beneficios para la salud sólo a través de la alimentación. Por eso recomiendo la suplementación.

Al elegir un suplemento, asegúrate de que contiene ácido eicosapentaenoico (EPA) y ácido docosahexaenoico (DHA). Son las grasas omega-3 más eficaces y se encuentran en los pescados grasos y las algas.

No existen directrices oficiales sobre la ingesta de omega-3, pero las organizaciones sanitarias más respetadas suelen recomendar un mínimo de 500 mg de EPA y DHA combinados al día, a menos que un profesional de la salud indique lo contrario.

**SOFOCO: TRES COSAS QUE HAY QUE HACER. ¡EMPIEZA YA!**

Si estás en la perimenopausia o la menopausia, presta atención.

Al comenzar la dieta Galveston (parte II), ahora debes hacer tres cosas por tu salud:

- Asegúrate de que haces el tipo y la duración de ejercicios adecuados para tu cuerpo. Normalmente se trata de una combinación de entrenamiento de resistencia y cardio. Si actualmente no haces ejercicio, apúntate a un gimnasio, contrata a un entrenador o establece un plan de entrenamiento en casa. Muévete al menos tres veces por semana entre 45 minutos y 1 hora en cada sesión. Los estudios han demostrado que muchos de los cambios, tanto físicos como mentales, que asociamos con el envejecimiento y la menopausia son, al menos en parte, el resultado de la inactividad.

- Prepárate mentalmente para cambiar tu alimentación. En lo que respecta a la perimenopausia y la menopausia, ten en cuenta qué alimentos son ricos en proteínas, antioxidantes, vitaminas y minerales, y fibra; por ejemplo: verduras, frutas, pescado, aves de corral. Añádelos a tu dieta si aún no los consumes a diario. Reduce el consumo de calorías vacías procedentes del azúcar, la comida basura y el alcohol. Bebe también suficiente agua al día (aproximadamente 2,5 litros diarios).

  El agua transporta nutrientes, hormonas y oxígeno a las células y elimina los productos de desecho a través del torrente sanguíneo y del sistema linfático (una red de delicados conductos que recorren todo el cuerpo). El agua también lubrica las articulaciones, mejora la salud y aumenta la energía física y mental.

- Deja de fumar. Existen innumerables razones de salud por las que deberías dejar de fumar. Pero cuando se trata de la perimenopausia y la menopausia, aún más. Por un lado, las mujeres fumadoras sufren más sofocos durante la transición a la menopausia, y fumar puede iniciar una menopausia precoz debido a su efecto en la reducción de la producción de estrógenos.

  La razón principal tiene que ver con la nicotina (de fumar y vapear); la nicotina reduce drásticamente los niveles de estrógenos circulantes y conduce a una menopausia precoz.

  Es más, fumar durante la perimenopausia y la menopausia aumenta drásticamente el riesgo de padecer enfermedades como cáncer, cardiopatías, accidentes cerebrovasculares y osteoporosis. Si estás pensando en someterte a una terapia hormonal sustitutiva, la mayoría de los médicos ni siquiera te la recetarán si fumas, debido al efecto adverso del tabaco sobre las hormonas. Por lo tanto, plantéate empezar un programa para dejar de fumar o pídele a tu médico recomendaciones sobre cómo conseguirlo.

Es lógico que cuando tu cuerpo se encuentra en un momento de cambio considerable quieras darle toda la ayuda adicional que puedas.

Estas tres acciones son un buen punto de partida.

## Prepara tu mundo hacia tu objetivo

Tu entorno, físico y social, puede tener una gran repercusión en tu éxito a largo plazo y jugar un gran papel a la hora de impulsar comportamientos positivos. El entorno influye en tus decisiones, tus elecciones y tu actitud.

Tu entorno social es fundamental para conseguir tu objetivo. Por ejemplo, es importante que informes a tu familia, amigos y compañeros de trabajo de lo que vas a hacer. No creo que hubiera podido tener éxito, no sólo en mi primera versión de la dieta, sino también en su desarrollo, si no hubiera contado con el apoyo absoluto de mi familia.

Los estudios demuestran que reflejamos los comportamientos de las personas que nos rodean. Lo que significa que es crucial que tu círculo social te apoye y te inspire.

Y lo que es más importante, NO debe ser destructivo ni negativo, ni tener tendencia a sabotear tus esfuerzos. ¿Considerarías hacer la dieta Galveston con un amigo? ¿Podrías encontrar un compañero de ejercicio? Sea como sea, rodéate de personas que también estén trabajando para mejorar su salud, estado físico y nutrición. Muchas mujeres que han convertido la dieta Galveston en su nuevo estilo de vida me comentan que se beneficiaron del apoyo recibido en mi comunidad *online*. ¡Conéctate y únete a ellas!

*Véase* «Recursos». Tu entorno físico es igual de importante. Aquí tienes algunas sugerencias sencillas para configurarlo de manera que te ayude a alcanzar tu objetivo:

- Aprovisiona tu cocina con todos los alimentos e ingredientes esenciales utilizados en *La dieta Galveston*.

- Elimina los alimentos que consideres una tentación y sustitúyelos por otros que beneficien tus objetivos. O compra los alimentos tentadores sólo para las ocasiones especiales y preferiblemente en raciones reducidas.
- Acostúmbrate a preparar las comidas, utilizando como guía las planificaciones de comidas del capítulo 8. Prepara comidas y tentempiés con antelación, por ejemplo. Ten siempre a mano y preparados alimentos integrales, frescos y saludables.

    Si es necesario, compra las verduras precortadas. En el capítulo 8 incluyo algunos consejos específicos para preparar las comidas.

Establecer un entorno positivo es una forma importante de progresar en el programa. Al hacerlo, controlarás tu entorno antes de que éste te controle a ti. Esto hace que los comportamientos problemáticos sean *no convenientes* y los comportamientos saludables *sean convenientes.*

Perder peso, mantenerlo y mejorar la salud no son soluciones precisamente rápidas. No obstante, una solución rápida tampoco mantendría estable la aguja de tu báscula. Las soluciones rápidas y las dietas milagro de moda a veces pueden empeorar la situación y, posiblemente, perjudicar tu salud.

En el mejor de los casos, el único peso que puedes mantener a largo plazo es el que has perdido lentamente, siguiendo una dieta sana orientada a satisfacer tus necesidades en estas etapas de fluctuación hormonal de la mediana edad. Por lo tanto, céntrate en comer alimentos sanos y practicar actividades que te gusten. Sí, te puede seguir gustando la pizza de vez en cuando y tomarte una copa de vino. Modificar tus hábitos alimentarios no tiene por qué ser restrictivo; en realidad, es libertad. Realizas cambios saludables con los que puedes vivir más feliz a largo plazo.

# PARTE II

# LAS ACCIONES

# Capítulo 4

# Acción 1: Ayuno intermitente

La primera vez que oí hablar del ayuno intermitente (AI) no quise ponerlo en práctica. Era escéptica. Pensaba que se trataba de una moda pasajera. Cómo iba yo a renunciar a mi café matutino, tal y como me gusta tomarlo; y ni mucho menos estaba dispuesta a dejar de desayunar.

Pero como estaba trabajando en el desarrollo de la dieta Galveston, dejé que mi mente abierta profundizara en la investigación. Vi una charla TED (por sus siglas en inglés: Technology, Entertainment and Design) realizada por el doctor Mark Mattson, jefe del Laboratorio de Neurociencias en el Instituto Nacional sobre el Envejecimiento, y que ha llevado a cabo una amplia investigación sobre el ayuno intermitente. Ha afirmado que el ayuno intermitente combate poderosamente la inflamación. Con sólo eso ya me convenció. Ya sabía que la dieta Galveston incorporaría alimentos antiinflamatorios, así que añadir el ayuno intermitente al plan cobraba sentido: era un arma más para combatir la inflamación.

Por experiencia, sé que el ayuno intermitente cambia las reglas del juego.

Veamos cómo se hace y por qué te ayudará a mantenerte más delgada, sana y joven durante más tiempo.

## ¿Qué es el ayuno intermitente?

El ayuno intermitente es una pauta de alimentación que alterna períodos de ingesta y de no ingesta (ayuno). Hay varias formas de hacerlo. Una de ellas es el método 5/2, en el que se ayuna un día entero, dos veces por semana. Después de los días de ayuno, puedes disfrutar de comidas normales los 5 días restantes.

Otro método es Eat Stop Eat (come, para, come), es decir, hacer un ayuno de 24 horas una o dos veces por semana. Por ejemplo, se ayuna desde la cena de un día hasta la cena del día siguiente. Esto constituye un ayuno completo de 24 horas. Del mismo modo, el ayuno de una comida al día (OMAD, por sus siglas en inglés) consiste en ayunar la mayor parte del día y después hacer una comida copiosa. Puede ser el desayuno, la comida o la cena. Se sigue este patrón de alimentación todos los días.

Otra variante es el ayuno de días alternos. Se trata de 24 horas completas sin comer nada o comiendo poco, seguidas de 24 horas de comida normal (por ejemplo, tres comidas normales). Simplemente se alterna el patrón: un día de ayuno, seguido de un día de comidas normales.

La alimentación temprana restringida en el tiempo (eTRF, por sus siglas en inglés) es otro método. Restringe las comidas a la mañana y a primera hora de la tarde, seguidas de un ayuno que dura el resto del día y la noche.

## El ayuno intermitente 16/8

Para la dieta Galveston, recomiendo el método de ayuno intermitente 16/8. Este patrón de ayuno/alimentación implica ingerir todas tus comidas dentro de una ventana de tiempo diaria de 8 horas. Luego ayunas, o no comes, durante las siguientes 16 horas, y gran parte de esto ocurre durante la noche, mientras duermes. Puedes repetir este ciclo con la frecuencia que desees, desde una o dos veces por semana hasta todos los días, pero para obtener los mayores beneficios, debes seguir el patrón 16/8 todos los días de la semana.

El patrón de ayuno intermitente 16/8 es sencillo de seguir; yo lo llamo «el ayuno hecho fácil». Proporciona resultados mensurables con una alteración mínima de tu dieta, y generalmente se considera menos restrictivo que los otros métodos. Además, funciona con casi cualquier estilo de vida. La mayoría de los participantes en el programa en línea de la dieta Galveston encontraron que el plan de ayuno 16/8 es más fácil de seguir, porque es lo más parecido a un horario normal de comidas. También construye un hábito diario sostenible, que es fundamental para el éxito en el programa.

La forma más habitual de hacer el ayuno 16/8 consiste en saltarse el desayuno habitual a primera hora de la mañana, hacer la primera comida hacia el mediodía y terminar la cena a las 20:00. De este modo, si terminas la última comida a las 20:00 y no comes hasta el mediodía del día siguiente, habrás ayunado 16 horas completas.

Pero ¿y si sueles terminar de cenar mucho antes de las 8 de la tarde? No te preocupes: 16/8 es muy flexible. Mientras mantengas tus ventanas de alimentación y ayuno, puedes configurarlo para que funcione para ti. Dentro de tu ventana de alimentación, en el programa come dos comidas saludables aptas para la dieta Galveston y dos tentempiés, sin contar calorías.

No obstante, el método 16/8 no funcionará eficazmente si comes muchos alimentos procesados, incluidos aquéllos con azúcar añadido, comida basura o carbohidratos refinados. Puedes beber agua, café sólo y té sólo durante el ayuno, ya que la ingesta de líquidos es fundamental durante el ayuno.

Las pruebas de los beneficios para la salud del ayuno diario 16/8 han ido en aumento en los últimos años. Un estudio en la revista *Cell Metabolism* informó que este método «dio como resultado una pérdida de peso, reducción de grasa abdominal, presión arterial más baja y lecturas de colesterol más saludables». Por cierto, también es uno de los mejores tratamientos para la niebla mental. (Para más detalles sobre sus beneficios, *véase* más adelante «Los beneficios del ayuno intermitente»).

## Los primeros ayunos

El ayuno, en general, no es nada nuevo. Muchas religiones practican el ayuno como parte de sus rituales. Los musulmanes ayunan desde el amanecer hasta el anochecer durante el mes de Ramadán, y los judíos, budistas e hindúes ayunan tradicionalmente en días señalados de la semana o en ocasiones a lo largo del año. Dentro del cristianismo, las prácticas de ayuno varían. La Biblia no establece un día o momento específico para ayunar, pero sí se refiere al ayuno como una práctica espiritual beneficiosa.

Los católicos ayunan el Miércoles de Ceniza y el Viernes Santo, por ejemplo, y los mormones ayunan el primer domingo de cada mes. Las religiones llevan mucho tiempo insistiendo en que el ayuno es bueno para el alma y expresa devoción, pero sus beneficios para la salud no se reconocieron hasta principios del siglo xx, cuando los médicos lo utilizaron para tratar diversos trastornos, como la diabetes, la obesidad y la epilepsia.

Pero el ayuno es anterior a la religión organizada. Nuestros antepasados cazadores-recolectores fueron los primeros ayunadores intermitentes. Cuando cazaban carne o buscaban plantas, se daban un festín. Cuando la caza fracasaba o no había plantas que recolectar, ayunaban. Como resultado, evolucionaron hasta ser capaces de funcionar plenamente sin comida durante largos períodos de tiempo. Todo esto significa que, desde una perspectiva ancestral, nuestros cuerpos están genéticamente preparados para prosperar en un ciclo de ayuno y festín. En otras palabras, estamos preparados para el ayuno intermitente.

## Los beneficios del ayuno intermitente

Cuando se realiza de forma segura, el ayuno intermitente ofrece enormes beneficios para la salud de tus células, órganos, torrente sanguíneo, hormonas, sistemas corporales y otras partes y funciones de tu cuerpo. Veamos los beneficios de todos los tipos de ayuno intermitente.

## Azúcar en sangre y control de la insulina

El ayuno intermitente mejora la sensibilidad a la insulina y reduce sus niveles. Unos niveles más bajos de insulina ayudan al organismo a quemar grasa con mayor facilidad. Como mejora la sensibilidad a la insulina, el ayuno intermitente puede ayudar a reducir la resistencia a la insulina. Además, se ha comprobado que el ayuno intermitente reduce el azúcar en sangre entre un 3 y un 6 % y los niveles de insulina en ayunas entre un 20 y un 31 %, lo que puede ayudar a proteger contra la diabetes de tipo 2. Estos hallazgos son importantes porque los desórdenes en el azúcar y la insulina en sangre impulsan la inflamación.

Un amplio estudio realizado en 2018 descubrió que casi la mitad de los participantes con diabetes de tipo 2 pudieron dejar de usar su medicación para la diabetes y lograr la remisión después de adoptar el hábito del ayuno intermitente durante 12 meses. Se trata de un resultado bastante notable cuando se trata de gestionar y controlar la diabetes de tipo 2. (Por supuesto, nunca suspendas ni reduzca ninguna medicación sin consultar previamente a tu médico).

## Renovación celular

Los investigadores creen que cuando se practica el ayuno intermitente, las células se someten a una cantidad reducida de estrés, que al parecer recarga de manera continuada las defensas celulares contra el daño molecular y aumenta la resistencia a las enfermedades. Aunque la palabra «estrés» suene como algo negativo, exigirle al cuerpo es beneficioso de la misma manera que hacer ejercicio exige esfuerzo a los músculos y al corazón. Si le das tiempo a tu cuerpo para recuperarse, se hará más fuerte.

Se dan muchas similitudes entre cómo responde el cuerpo al estrés de la actividad física y cómo responden las células al ayuno intermitente. Una de estas respuestas es la autofagia, un proceso de rejuvenecimiento que tiene lugar a nivel celular. Piensa en la autofagia como una especie de sistema de eliminación de basura en el que las células eliminan las moléculas dañadas, incluidas las que se han asociado al alzhéimer, el párkinson y otras enfermedades neurológicas.

La autofagia puede ayudar en muchos aspectos del cuerpo humano, que incluyen:

- Prevención y recuperación de enfermedades relacionadas con la edad.
- Mayor longevidad y antienvejecimiento.
- Apoyo al sistema inmunitario.

El ayuno intermitente también aumenta los niveles de «proteínas chaperonas» en las células. Para verlo con perspectiva, piensa que las proteínas son las herramientas básicas de las células, cada una con su función específica.

La estructura primaria de las proteínas dentro de las células es una cadena de aminoácidos. Estas proteínas sólo son útiles para las células cuando sus cadenas se pliegan de una forma determinada. Las proteínas mal plegadas no pueden cumplir su función; se pegan entre sí, forman grumos y congestionan la célula.

Muchas proteínas no pueden plegarse por sí solas a menos que reciban ayuda de las proteínas chaperonas. Sin estas chaperonas, las proteínas no pueden adoptar su forma correcta y la salud de la célula puede verse comprometida. Pero cuando las proteínas se pliegan correctamente, son las chaperonas las que llevan la voz cantante. Las chaperonas también son eliminadoras naturales de radicales libres del interior de las células. Encuentran los radicales libres causantes de enfermedades y los eliminan, combatiendo así la degeneración celular.

## Antiinflamación

La inflamación crónica, que subyace a muchas enfermedades como la diabetes, los problemas articulares, la esclerosis múltiple y el síndrome inflamatorio intestinal (SII), puede reducirse con el ayuno intermitente. Una de las razones de ello tiene que ver con el monocito, un tipo de glóbulo blanco que ayuda a combatir bacterias, virus y otras infecciones en el cuerpo. En un informe publicado en 2019 en la revista *Cell*, los científicos informaron de que los monocitos en la sangre eran menos inflamatorios cuando las personas y los ratones ayunaban de forma intermitente.

La galectina-3, otra sustancia que se encuentra en la sangre, también está relacionada con la inflamación crónica. Científicos del Intermountain Healthcare Heart Institute descubrieron que el ayuno intermitente puede aumentar los niveles de esta proteína, reduciendo así la inflamación en el organismo.

También sabemos por otros estudios que el ayuno intermitente ayuda a aliviar las enfermedades inflamatorias. Muchos problemas articulares, como la artritis reumatoide, están relacionados con la inflamación. Se han observado descensos de la inflamación en pacientes que practican el ayuno intermitente, y la reducción de la inflamación puede aliviar el dolor y ayudar a proteger las articulaciones.

Una de las primeras pruebas de la relación entre el ayuno y la inflamación se obtuvo en adultos con sobrepeso y asma moderada.

Siguieron un programa de ayuno en días alternos y perdieron el 8 % de su peso en 8 semanas. Además, observaron una reducción de los marcadores de inflamación y mejoras en los síntomas del asma.

Se ha descubierto que los beneficios antiinflamatorios del ayuno intermitente ayudan a mantener las arterias sin acumulaciones. Un estudio de 2009 publicado en la revista *American Journal of Clinical Nutrition* descubrió que el ayuno intermitente (ayuno en días alternos) redujo el colesterol total, el colesterol LDL «malo» y los triglicéridos en sangre, todos ellos factores de riesgo de enfermedades cardíacas y estrechamiento de las arterias.

### Salud cerebral

Varios estudios, incluido un informe del 2020 en *Brain and Behavior*, muestran cómo el AI puede estimular el crecimiento de nuevas células cerebrales y vías de señalización en el cerebro, un proceso llamado neuroplasticidad, especialmente en el hipocampo (el centro del aprendizaje y la memoria).

El hecho de que el ayuno intermitente desencadene la formación y liberación de cetonas también es importante, ya que se ha demostrado que su liberación en el torrente sanguíneo protege la memoria y el aprendizaje, además de ralentizar el proceso de enfermedad en el cerebro.

La autofagia que se produce con el AI elimina las células muertas o dañadas y las proteínas tóxicas del cerebro, lo que contribuye en la prevención de la demencia. Por último, estudios con animales demuestran que el factor neurotrófico derivado del cerebro (BDNF), por sus siglas en inglés) también aumenta con el ayuno intermitente. El BDNF es importante para la función cognitiva y el estado de ánimo.

### Protección contra el cáncer

Entre las mujeres, los cinco cánceres más frecuentes son el de mama, el colorrectal, el de pulmón, el de cuello uterino y el de estómago. De éstos, el de mama se considera el segundo cáncer más frecuente en el mundo.

Un estudio publicado en el *Journal of Mid-LifeHealth* explica por qué el ayuno intermitente puede proteger contra muchos de estos tipos de cáncer, principalmente porque interfiere en los mecanismos que favorecen el cáncer y su propagación. El ayuno, por ejemplo, reduce la inflamación, asociada al desarrollo y la progresión del cáncer. El ayuno también inhibe el crecimiento tumoral al interferir con la angiogénesis, que es la creación de nuevos vasos sanguíneos que alimentan los tumores. Los tumores no pueden crecer sin riego sanguíneo, por lo que el ayuno puede ralentizar su crecimiento. El ayuno también combate la obesidad, que es un factor de riesgo de cáncer.

Además, el ayuno intermitente reduce los niveles de una hormona llamada factor de crecimiento 1 similar a la insulina (IGF-1).

Esencial para el crecimiento normal y la actividad celular, y producida en el hígado, esta hormona es naturalmente muy importante cuando somos jóvenes. Pero el IGF-1 elevado parece estar asociado con el envejecimiento y el desarrollo de cáncer a medida que envejecemos. Tener altos niveles de IGF-1 en el cuerpo es como conducir un coche a toda velocidad, sin reparaciones ni mantenimiento, lo que probablemente produce defectos en el motor del coche. En el cuerpo, el IGF-1 produce defectos en las células. El resultado es un mayor riesgo de cáncer y enfermedades relacionadas con la edad. Sin embargo, estudios en humanos y animales han demostrado sistemáticamente reducciones en los niveles de IGF-1 cuando los organismos ayunan. Se cree que el ayuno hace que nuestros cuerpos detengan el crecimiento y se concentren más en actividades de reparación y de mantenimiento, y muy posiblemente reducir el riesgo de ciertos cánceres.

### Expresión génica y antienvejecimiento

Un gen es un diminuto fragmento de material hereditario escrito en código y contenido en una larga molécula llamada ácido desoxirribonucleico (ADN). Los genes son responsables de muchas de las cosas que ocurren en tu cuerpo, desde el metabolismo hasta la inmunidad y la longevidad. Cuando los genes se «expresan», significa que se utilizan como planos para fabricar proteínas que indican a una célula lo que debe hacer. La expresión génica es, por tanto, el proceso por el cual la información contenida en un gen se convierte en un producto útil, como una proteína, que desempeña una función específica.

La expresión génica puede estimularse (aumentar) o suprimirse (disminuir) en función de una serie de factores. Uno de estos factores es el ayuno intermitente. Un estudio del 2020 sugirió que tan sólo 30 días de ayuno intermitente moderado (similar al patrón 16/8) pueden provocar cambios mensurables en los genes que pueden promover la salud y la longevidad humanas.

También se ha descubierto que el ayuno intermitente ralentiza la degradación del ADN, que es lo que sucede cuando envejecemos, y acelera la reparación del ADN, ralentizando el envejecimiento.

El ayuno también aumenta los niveles de antioxidantes que pueden ayudar a evitar que las células del cuerpo se vean perjudicadas por los radicales libres, que son moléculas que infligen daño celular.

### Control del peso

Los estudios demuestran que las personas que practican el ayuno intermitente pierden peso y su índice de masa corporal es más bajo. También son capaces de mantener su pérdida de peso.

Un estudio de revisión de 2014 publicado en *Translational Research* descubrió que este patrón de alimentación puede promover una reducción de peso de entre el 3 y el 8 % en un período de 3 a 24 semanas, lo que supone una cantidad significativa en comparación con la mayoría de los estudios sobre pérdida de peso. Las personas a dieta también redujeron entre un 4 y un 7 % el perímetro de su cintura.

Se trata de una pérdida sustancial de grasa visceral, la peligrosa grasa que se acumula alrededor de los órganos y puede provocar enfermedades.

Todo esto sucede porque después de ayunar durante 12 horas o más, se empieza a quemar la grasa almacenada para obtener energía en lugar de glucosa. Los ácidos grasos se convierten en cuerpos cetónicos en el hígado, que pasan al torrente sanguíneo y son utilizados por el organismo y el cerebro como fuente de energía.

Y lo que es más importante, el ayuno intermitente nos hace conservar el músculo magro. Ésta es una gran ventaja para las mujeres de mediana edad, porque un síntoma primario asociado con la menopausia, y el envejecimiento en general, es la pérdida de masa muscular.

Esta pérdida contribuye a disminuir la fuerza, ralentizar el metabolismo y acelerar el envejecimiento.

El ayuno intermitente también altera los niveles hormonales para que la grasa corporal almacenada sea más fácil de quemar. Por ejemplo, los niveles de la hormona del crecimiento (GH, por sus siglas en inglés) se disparan cuando se ayuna intermitentemente, llegando a quintuplicarse. La GH ayuda al cuerpo a quemar grasa y crear músculo magro.

## LA ALEGRÍA DEL CAMBIO

El ayuno intermitente cambió las reglas del juego para Kelly. A los 42 años, empezó a experimentar casi todos los síntomas imaginables de la perimenopausia.

Técnicamente no tenía sobrepeso, pero estaba cansada, deprimida, inflamada, siempre hambrienta y, en general, descontenta con su cuerpo, aunque era activa y hacía ejercicio.

Kelly sentía curiosidad por el ayuno intermitente y lo que ya había aprendido sobre éste. Empezó a practicarlo adquiriendo el hábito con facilidad.

Al cabo de unas semanas, ayunaba sistemáticamente entre 16 y 18 horas al día. Kelly indicó lo siguiente: «Me siento mucho mejor. Tengo esa energía que me faltaba desde hacía mucho. Ya no tengo hambre todo el tiempo. La ropa me sienta mejor y la hinchazón ha desaparecido. ¡Ahora me siento muy ligera y segura de mí misma!».

# Cómo empezar el ayuno intermitente y tener éxito

El primer paso es aprender a realizar correctamente el ayuno intermitente. Si te lanzas demasiado rápido, o lo haces de forma equivocada, puede que no obtengas los resultados que esperas. Aquí te indico cómo hacerlo.

## Empezar poco a poco

Si nunca has hecho ayuno intermitente, empieza poco a poco. Cuando empecé con el ayuno intermitente, lo hice retrasando 30 minutos mi horario de comidas. Es decir, solía desayunar a las 6.30 a. m., así que empecé a las 7 a. m. y lo hice hasta que mi cuerpo se acostumbró de manera natural. Repetí ese proceso cada pocos días en incrementos de 30 minutos hasta que alcancé mi objetivo de comer al mediodía. Tardé un mes, pero gradualmente, fui cogiendo el ritmo del ayuno intermitente sin sentir demasiada hambre ni experimentar irritabilidad.

## Elige tu ventana horaria

Cuando ya te hayas iniciado en el ayuno intermitente, selecciona un intervalo de 8 horas y limita la ingesta de alimentos a ese período. Las ventanas de tiempo más populares son:

De 12.00 a 20.00 horas = Tu ventana horaria de comidas
De 20.00 a 12.00 del día siguiente = Tu período de ayuno
De 10.00 a 18.00 = Tu ventana horaria de comidas
De 18.00 a 10.00 del día siguiente = Tu ventana horaria de ayuno
De 9.00 a 17.00 = Tu ventana horaria de comidas
De 17.00 a 9.00 horas del día siguiente = Tu período de ayuno

Experimenta hasta encontrar la mejor combinación horaria para ti.

## Sé adaptable

Mucha gente elige el modelo de ayuno 16/8, pero no tiene por qué funcionar para todo el mundo. Si crees que te va mejor un 14/10 o incluso un 18/6, no pasa nada. El único modelo de alimentación que funciona es el que se adapta a ti y a tu horario.

### Consulta las planificaciones de comidas

Es importante seguir las orientaciones nutricionales que encontrarás en el capítulo 7. En ellas se incluye la cantidad diaria recomendada de proteínas. Durante el período de quema de grasa de un ayuno, puedes correr el riesgo de descomponer las proteínas para utilizarlas como fuente de energía si no comes lo suficiente durante el período de ayuno. Concéntrate en consumir una cantidad abundante de proteínas para evitar cualquier tipo de degradación muscular durante el ayuno.

Tu cuerpo también necesita un buen equilibrio de otros nutrientes, como frutas y verduras y fuentes de carbohidratos saludables y complejos en la cantidad adecuada.

Las planificaciones de comidas y los principios nutricionales de la dieta Galveston te ayudarán a saciarte con alimentos ricos en nutrientes; son el complemento perfecto del ayuno intermitente. Sigue estas pautas y conseguirás tu objetivo.

### Mantente hidratada

Beber mucha agua a lo largo del día es importante, pero es extremadamente importante durante el período de ayuno. Cuando no comes, estás dejando de tomar el agua que habría en tus alimentos, por lo que necesitas beber más líquidos para compensar. Además, beber más líquidos ayuda a mantenerse saciado durante los períodos de ayuno, así como a reducir las ansias de comer.

### Evitar la tentación

Tener a mano alimentos tentadores, es decir, alimentos que desencadenan tu deseo de comer en exceso, dificultará tu ayuno innecesariamente. El aspecto y el olor de los alimentos pueden despertarte el apetito y hacer que se te antojen. Lo mejor es eliminar estos alimentos de tu cocina y tu despensa.

### Sácale partido a tu tiempo libre

Cuando ayunas, ganas más tiempo libre en tu agenda de aquellos momentos en los que normalmente estarías preparando la comida y comiéndotela. Este nuevo tiempo es la oportunidad perfecta para hacer algo que te guste, como leer, escuchar música o dar un paseo.

### Duerme lo suficiente

Numerosos estudios han demostrado que dormir bien por la noche suprime el apetito y calma el hambre descontrolada y los antojos. Intenta dormir entre 6 y 8 horas cada noche. Recuerda que las horas que duermes cuentan para tus horas de ayuno, así que aprovecha este tiempo sin tentaciones y sin hambre.

### Ejercicio

El ejercicio puede aumentar los beneficios del ayuno intermitente. Realizar ejercicio suave favorece la circulación, mejora los niveles de energía y levanta el ánimo. El momento de hacer ejercicio depende de ti; prueba qué horas del día te sientan mejor y se adaptan a tu horario.

### Descanso y relajación

Dedica tiempo a relajarte todos los días, pues vigoriza el cuerpo y la mente, fomenta una actitud positiva y mejora el pensamiento y la memoria. Además, llevar una vida más relajada favorece la buena salud, lo que a su vez comporta una mayor productividad y felicidad.

### Recompénsate

Cuando alcances tus objetivos de ayuno intermitente del día, la semana o del mes, prémiate. Ya sea dedicando tiempo a hacer algo que te gusta, darte un baño de burbujas, pasear, llamar a un amigo, meditar o escribir en un diario, o incluso hacerte la manicura o un tratamiento facial; encuentra algo que te haga feliz. Recompensarse después de alcanzar un objetivo es importante. No lo descartes.

#### SOFOCO: LOS 5 GRANDES MITOS DEL AYUNO INTERMITENTE

Como ocurre con cualquier tendencia popular, son numerosos los falsos mitos sobre el ayuno intermitente. Para separar la realidad de la ficción, vamos a desmentir algunos de los más extendidos sobre el ayuno intermitente.

**Mito n.º 1: El ayuno intermitente sólo significa saltarse el desayuno.**

Es cierto que la mayoría de la gente elige una ventana de ayuno que significa saltarse el desayuno a su hora habitual. Sin embargo, puedes programar tu horario de comidas para cenar más temprano y así poder desayunar, aunque sea un poco más tarde por la mañana. Por ejemplo, si terminas de comer a las 6 de la tarde, puedes romper el ayuno y desayunar a las 10 de la mañana del día siguiente. De este modo, seguirás cumpliendo el horario de ayuno 16/8. Para muchas personas, esto permite una mayor flexibilidad y puede adaptarse mejor a sus patrones de hambre.

**Mito n.º 2: A pesar de sus múltiples beneficios, el ayuno intermitente no es adecuado para todo el mundo.**

Yo no aconsejo esta estrategia para las personas con trastornos de la alimentación, cualquier persona cuyo peso actual sea bajo o alguien con diabetes de tipo 1. Además, no se debe empezar una rutina de ayuno intermitente durante el embarazo o la lactancia. En general, los niños y los adolescentes no deben ayunar, porque todavía están creciendo.

Tampoco es una buena idea para las personas a las que se les acaba de diagnosticar diabetes, una enfermedad crónica, un estado debilitado por una intervención quirúrgica o mientras reciben tratamiento por un problema de salud.

**Mito n.º 3: Puedes comer todo lo que quieras durante tu período para comer.**

Tu ventana de alimentación no es un momento para darte un festín de alimentos menos nutritivos o procesados. Es el momento de concentrarse en elecciones saludables. El ayuno intermitente es una parte clave de la dieta Galveston, pero recuerda que trabajas en sinergia con las otras dos acciones, incluida la elección de alimentos saludables, para obtener los mejores resultados.

**Mito n.º 4: El ayuno intermitente ralentiza el metabolismo.**

Por el contrario, se ha demostrado que el ayuno, especialmente el intermitente, aumenta el metabolismo. El metabolismo es el proceso por el cual el cuerpo transforma los alimentos en combustible. Cuando ayunas, tu cuerpo recibe ventajas hormonales que mejoran tu salud metabólica.

De hecho, ciertas hormonas implicadas en el metabolismo, como la norepinefrina y la hormona del crecimiento, se elevan con el ayuno. El ayuno no sólo ayuda a mantener altas las hormonas metabólicamente importantes, sino que aumenta tu «flexibilidad metabólica».

Esto significa que tu cuerpo puede adaptarse a quemar rápidamente la fuente de combustible, como los carbohidratos o las grasas, que estén más fácilmente disponibles.

**Mito n.º 5: El ayuno intermitente provoca hambre.**

Una de las razones por las que muchas personas se resisten al ayuno intermitente es que temen pasar demasiada hambre y no poder seguir un plan de alimentación sano y nutritivo. Es cierto que al empezar el ayuno intermitente es posible que sientas hambre; por eso aconsejo empezar poco a poco. Cuando aumentes gradualmente tu período de ayuno, tal vez descubras que el hambre es más manejable de lo que piensas y no algo que te desconcentra.

Comprende también que tus dos principales hormonas del hambre, la grelina y la leptina, responden positivamente al ayuno intermitente. La grelina es una hormona clave del hambre que indica al cuerpo que debe comer. Algunos estudios sugieren que el ayuno intermitente puede disminuir la grelina, lo que haría que tuvieras menos hambre. También hay investigaciones que afirman que se da un aumento de la leptina, que es la hormona de la saciedad; ésa es la hormona que dice: «Oye, estoy lleno».

Por lo tanto, una vez que entres de pleno en el ayuno intermitente, no tendrás que preocuparte por el hambre o los antojos.

## ¿Estás preparada?

Aunque el ayuno intermitente es fácil, flexible y efectivo, comprometerse puede resultar difícil al principio. Tienes que estar abierto a hacer este cambio en tu vida, creer en tu propio poder para conseguir llevarlo a cabo, y confiar en que puedes y aprenderás a incorporarlo a tu estilo de vida.

Entonces, ¿estás preparada para empezar a perder grasa y transformar tu salud?

¿Estás lista para sentirse mejor, pensar con más claridad y sentirte físicamente más fuerte?

¿Estás preparada para prevenir enfermedades o revertir los problemas de salud que se te han presentado en la mediana edad? ¿Estás lista para crear un cuerpo delgado y longevo?

Si has respondido afirmativamente a uno solo de estos cambios, ya estás preparada para empezar el ayuno intermitente.

# Capítulo 5

# Acción 2: Nutrición antiinflamatoria

Como médica, he tenido muchas pacientes que al principio no eran conscientes de que algo realmente nefasto hacía estragos en su cuerpo: la inflamación crónica. Este trastorno puede aumentar significativamente el riesgo de desarrollar enfermedades como artritis, asma, enfermedades cardiovasculares, derrames cerebrales y más. También sabemos que si padeces sobrepeso u obesidad, tu cuerpo está crónicamente inflamado.

He aquí la gran noticia: muchos estudios recientes han demostrado el poder de los alimentos antiinflamatorios para combatir la inflamación, controlar el peso y mejorar la salud. La clave es simplemente concentrarse en la nutrición antiinflamatoria. Mantén el rumbo, y los resultados de alimentarse de esta manera surtirán efecto, y empezarás a sentirte mucho mejor y a perder peso.

## Inflamación: Aguda frente a crónica

*La inflamación* es un proceso defensivo normal que permite al sistema inmunitario combatir lo que la ciencia denomina un «estímulo». Ese estímulo puede ser una lesión, una infección, un cuerpo extraño, un irritante ingerido o incluso un cáncer.

Un ejemplo muy sencillo, piensa en un esguince de tobillo que se enrojece y se hincha, o en un corte en el dedo que se vuelve sensible. El enrojecimiento, el dolor o la hinchazón son respuestas *agudas* normales del sistema inflamatorio. Con la inflamación aguda, las paredes de los diminutos capilares se ensanchan y se vuelven más permeables, permitiendo que los glóbulos blancos inunden el tejido dañado. Al entrar la sangre, la zona afectada se inflama. Esto ejerce presión sobre los nervios circundantes y desencadena el dolor. Pero una vez eliminado o destruido el estímulo agresor, el tejido sana. La inflamación aguda es un proceso necesario, uno de los principales mecanismos que protegen nuestro organismo de los miles de agresiones medioambientales que recibimos diariamente. Desempeña un papel vital en nuestro sistema de mantenimiento y reparación. Sin ella, no podemos sobrevivir.

La inflamación crónica es algo totalmente distinto. Es un proceso lento, continuo y destructivo mediante el cual el organismo produce sustancias químicas que inflaman los tejidos.

La inflamación crónica suele producirse por debajo del umbral del dolor, lo que significa que el cerebro no registra que está ocurriendo. Por lo tanto, puede pasar desapercibida y no ser controlada por el organismo durante períodos de tiempo muy largos. Por eso la inflamación persistente es tan peligrosa y desempeña un papel en al menos siete de las diez principales causas de muerte en adultos en Estados Unidos.

Por ejemplo, las enfermedades cardíacas son la principal causa de muerte entre las mujeres estadounidenses. Las lipoproteínas de baja densidad (LDL, por sus siglas en inglés), esas partículas de colesterol «malo», pueden desplazarse hasta las paredes internas de las arterias. Allí, provocan una respuesta inflamatoria que puede crear coágulos sanguíneos y, finalmente, placas que obstruyen las arterias.

Otra enfermedad crónica que se ha relacionado con la inflamación es la diabetes de tipo 2, en la que las personas no pueden utilizar adecuadamente la insulina. Con el tiempo, y sin tratamiento, los órganos empiezan a fallar a medida que la glucosa en la sangre aumenta hasta niveles peligrosos. Los investigadores han hallado macrófagos (un tipo de glóbulo blanco) en el páncreas de las personas con diabetes de tipo 2. Los macrófagos liberan moléculas inflamatorias que perjudican la actividad de la insulina.

La inflamación es también un posible motor de la enfermedad de Alzheimer. Esta enfermedad se debe principalmente a la acumulación de proteínas amiloide y tau en el cerebro.

Unas células especializadas llamadas microglía patrullan el cerebro en busca de signos de infección o inflamación causados por estas proteínas dañinas. Cuando las encuentran, las microglías las destruyen. Al hacerlo, también segregan unas sustancias químicas proinflamatorias llamadas citoquinas que activan a otras microglías. Normalmente, esta liberación de citocinas es de corta duración, pero en la enfermedad de Alzheimer, la microglía se vuelve hiperactiva, aumentando su producción de citoquinas, despejando menos al mismo tiempo y provocando una inflamación cerebral.

El resultado es un daño cada vez más elevado de las células cerebrales, que puede conducir de forma gradual a la enfermedad de Alzheimer.

En el caso de las mujeres, la disminución de estrógenos durante la perimenopausia y la menopausia promueve la inflamación de muchos órganos diferentes, especialmente el revestimiento intestinal. Un revestimiento intestinal poco saludable puede desarrollar pequeñas grietas o agujeros, lo que permite que los alimentos parcialmente digeridos, las toxinas y otras sustancias penetren en los tejidos que hay debajo. Esto desencadena una inflamación que puede provocar problemas en el tracto digestivo y más allá, incluso en los huesos.

El organismo considera la inflamación como un factor estresante, por lo que su respuesta al estrés consiste en detener el recambio óseo normal en favor de la pérdida de masa ósea, lo que puede conducir a la osteoporosis. En otras palabras, *todo lo* que causa inflamación puede afectar a la salud ósea.

La disminución de los niveles de estrógeno también provoca otros problemas inflamatorios. Entre éstos se incluye la inflamación cerebral y el consiguiente deterioro cognitivo, concretamente de la memoria verbal (hola, niebla mental). También provoca inflamación en los músculos, lo que en última instancia se traduce en pérdida de masa y fuerza muscular, también conocida como sarcopenia.

Es más, los investigadores creen que la disminución de los niveles de estrógeno es la causa del dolor articular durante la menopausia. Cuando se es joven, el estrógeno protege las articulaciones manteniendo baja la inflamación. Sin embargo, cuando los niveles de estrógeno empiezan a descender durante la perimenopausia, hay menos hormona que proteja las articulaciones y el resultado suele ser el dolor.

El aumento de peso provocado por los cambios hormonales también contribuye a la inflamación.

Existen pruebas claras de que las células grasas, especialmente las viscerales («grasa abdominal») situadas en la parte media del cuerpo, contribuyen a la inflamación crónica creando citoquinas adicionales y elevando la proteína C reactiva (un marcador de inflamación en la sangre).

Está claro que la inflamación crónica es una amenaza, razón por la cual comprenderla y controlarla se ha convertido en un punto fundamental del tratamiento médico preventivo moderno.

### LA ALEGRÍA DEL CAMBIO

Cada enfermedad tiene su historia, y la de Anna empezó con algunos problemas graves. Cuando llegó a la mediana edad y cumplió 50 años, padecía artrosis, estenosis (estrechamiento de la columna vertebral) y enfermedad discal degenerativa. Poco a poco fue ganando peso y se enfrentó a otros síntomas. Por ejemplo, su cerebro parecía envuelto en una niebla gris y empezó a tener dolores de cabeza y a sentirse agotada. Todo se sumaba a una extraña sensación de que su mente y su cuerpo no estaban sincronizados.

Frustrada, preocupada y confusa, Anna consultó a un médico gastrointestinal y se sometió a pruebas de alergia alimentaria. Resultó que tenía una fuerte sensibilidad al gluten, los cereales, las legumbres, algunos almidones y ciertos aditivos alimentarios.

Al escuchar la historia de Anna, sospeché que tenía mucha inflamación en su cuerpo y que estaba relacionada con su dieta. Afortunadamente, Anna también se dio cuenta de ello y emprendió el camino de la recuperación siguiendo la dieta Galveston y eliminando de su dieta las sustancias que causan este tipo de inflamación.

Como ella nos dijo: «Mi fecha oficial de inicio fue el 1 de junio de 2020, y pesaba 72 kilos. Hoy es 20 de agosto de 2020, y estoy en 66 kilos y me siento más fuerte y menos inflamada».

## El poder de la nutrición antiinflamatoria

La dieta típica estadounidense, en particular, se caracteriza por una rotación interminable de alimentos procesados y altamente inflamatorios. Este tipo de alimentación no sólo alimenta la inflamación crónica, sino que también daña el corazón, los riñones, el cerebro y la cintura entre otros.

Por lo tanto, no es de extrañar que la forma más eficaz de prevenir y revertir la inflamación crónica asociada a estas enfermedades y al envejecimiento sea mantener una buena alimentación. Para suprimir la inflamación crónica, deberás consumir menos cantidad de ciertas sustancias, o evitarlas por completo.

### Grasas omega-6 frente a grasas omega-3

A mis pacientes les digo todo el tiempo que es esencial reducir la proporción omega-6: omega-3. Pero ¿por qué? ¿Cuál es la diferencia entre estos dos tipos de ácidos grasos?

Desde el punto de vista bioquímico, los omega-3 y los omega-6 son ácidos grasos poliinsaturados (PUFA). La principal diferencia entre ellos tiene que ver con su composición química. Omega-3 se refiere a la posición del último doble enlace en la estructura química, que se encuentra a tres átomos de carbono del «omega», o final de la cadena molecular. En las grasas omega-6, el último doble enlace está a seis átomos de carbono de la cola. Desde un punto de vista práctico, una proporción desequilibrada de estas grasas puede provocar procesos inflamatorios en el organismo.

En el Paleolítico, los primeros humanos probablemente evolucionaron con una proporción 1:1 de ácidos grasos omega-6 y omega-3, aunque no lo sabemos con certeza. Sin embargo, nuestros genes no han cambiado mucho desde entonces. Si avanzamos hasta los tiempos modernos, la proporción en la dieta occidental es, de media, de un asombroso 20:1. En otras palabras, estamos comiendo muchas más grasas omega-6 en proporción a las grasas omega-3 que ingerimos.

¿De dónde obtenemos tantas grasas omega-6? Principalmente de muchos aceites vegetales refinados, como el de girasol, maíz, soja y algodón. También abundan en muchos aperitivos, galletas, crackers y aliños para ensaladas, y la comida rápida. Cuando las grasas omega-6 se descomponen durante los procesos corporales normales, los subproductos desencadenan la inflamación del organismo. Cuantas más grasas omega-6 se consuman, mayor será el riesgo de inflamación crónica y de las enfermedades que comporta.

El exceso de grasas omega-6 puede ser perjudicial, pero es aún peor cuando se convierten de líquidas a sólidas o semisólidas, es decir, hidrogenadas o parcialmente hidrogenadas, como en la producción de margarina o manteca.

Durante el endurecimiento, se transforman en grasas trans, que hacen que las membranas de las células sean rígidas, inflexibles y esencialmente disfuncionales. De hecho, las grasas trans provocan grandes daños en el organismo. Aumentan la inflamación, especialmente en personas con mucho sobrepeso u obesas. Deprimen el sistema inmunitario, reducen el colesterol HDL (el bueno) y aumentan el colesterol LDL (el peligroso), además de otras acciones dañinas.

Para protegerte de la inflamación, y en especial del dominio de las grasas omega-6 y las grasas trans, consume más alimentos ricos en ácidos grasos omega-3. De esta manera, contrarrestarás los efectos derivados de un exceso de grasas omega-6 en tu organismo.

Puedes obtener omega-3 del pescado graso, como el salmón, la caballa y las sardinas, así como de algunos alimentos vegetales como las semillas de lino y las nueces.

Los animales alimentados con pasto también son buenas fuentes de ácidos grasos omega-3. Si no te gusta el pescado o no lo comes muy a menudo, puede que necesites complementarlo con una fuente de omega-3 como el aceite de pescado.

Otra medida para restablecer el equilibrio de ingesta entre las dos grasas es reducir el consumo de aceites procesados vegetales y de semillas ricos en omega-6, así como de los alimentos procesados que los contienen. También hay que evitar las grasas trans, como la margarina y la manteca.

### Azúcares añadidos

Por «azúcares añadidos» entiendo el azúcar que se añade durante la cocción o el procesado de los alimentos (como la sacarosa, la dextrosa o el jarabe de maíz de alta fructosa), los productos envasados como edulcorantes (como el azúcar de mesa), los azúcares de los jarabes y la miel, los azúcares de los zumos de fruta concentrados y el azúcar que le pones a tu propia comida. Los azúcares añadidos no incluyen los azúcares naturales que se encuentran en frutas, verduras y productos lácteos.

En 2015, la Organización Mundial de la Salud recomendó que no más del 10 %, e idealmente menos del 5 %, de las calorías diarias de un adulto procedieran de azúcares añadidos. Visto en perspectiva, esto significa que un adulto medio que ingiera 2000 calorías al día no debería consumir más de 6 cucharaditas (2 cucharadas soperas) de azúcar al día, o unos 25 gramos, que es la cantidad que contiene una generosa crema de avellanas para untar, pero bastante menos de lo que contiene una lata de refresco de cola no dietético.

Pero estamos consumiendo mucho más azúcar. Hoy en día, el estadounidense medio ingiere más de 19 cucharaditas (6 ⅓ cucharadas soperas), o casi 80 gramos, de azúcar añadido cada día.

Demasiado azúcar añadido provoca inflamación de múltiples maneras. En primer lugar, después de comer azúcar, la glucosa en sangre se dispara. Cuando esto ocurre, las sustancias químicas proinflamatorias se dispersan por todo el cuerpo, alimentando la inflamación. A continuación, el cuerpo produce insulina, que es una hormona proinflamatoria.

El azúcar consumido también interfiere en un proceso denominado fagocitosis. Se produce cuando los glóbulos blancos intentan destruir partículas extrañas o patógenas, como bacterias o una célula infectada, engulléndolas. En los seres humanos, la fagocitosis protege al organismo y es un aspecto vital del sistema inmunitario.

La FDA exige ahora que los «azúcares añadidos» figuren en las etiquetas de todos los envases de alimentos, debajo de los hidratos de carbono.

Esto ha facilitado un poco la identificación del azúcar añadido en las listas de ingredientes. Pero hay más de cincuenta nombres para el azúcar que aparecen en estas etiquetas. Así que no busques sólo la palabra «azúcar». Busca cualquier tipo de azúcar, jarabe, néctar o cualquier cosa que termine en -osa.

Si evitas los alimentos que contienen azúcar añadido, especialmente los procesados, reducirás en gran medida tu ingesta total de azúcar.

### SOFOCOS: LO QUE NADIE TE DICE SOBRE LOS EDULCORANTES ARTIFICIALES

Los edulcorantes artificiales, de los que se añaden al café y que los fabricantes añaden a los alimentos envasados, pueden desencadenar inflamación al promover cambios proinflamatorios en las bacterias intestinales. Básicamente, los edulcorantes artificiales promueven que las bacterias intestinales previamente sanas se vuelvan enfermas. Entonces invaden la pared intestinal y la hacen más porosa y permeable, una situación que puede provocar graves problemas de salud.

Lee atentamente las etiquetas de los alimentos, porque los edulcorantes artificiales están al acecho en muchos de ellos. Probablemente conozcas los nombres comerciales de los edulcorantes artificiales típicos, pero los fabricantes suelen indicarlos con sus nombres genéricos en las etiquetas de los alimentos. Aspartamo, sucralosa y acesulfamo K (ace-K) son ejemplos de nombres genéricos que puedes encontrar en la lista.

Pero hay otra cosa que quizá no sepa todo el mundo: a medida que vayas reduciendo el consumo de edulcorantes artificiales, tus papilas gustativas tendrán la oportunidad de volver a aprender lo que es el verdadero sabor dulce, ¡y te lo agradecerán! Con el tiempo, empezarás a disfrutar del dulzor natural de los alimentos reales en lugar del dulzor abrumador de los alimentos procesados y las bebidas dietéticas.

### Nitritos y nitratos añadidos en alimentos procesados

Tanto los nitritos como los nitratos son formas de nitrógeno. La diferencia entre ellos radica en sus estructuras químicas: los nitratos tienen tres átomos de oxígeno, mientras que los nitritos tienen dos átomos de oxígeno. Tanto los nitratos como los nitritos se encuentran de forma natural en determinadas verduras, como las de hoja verde, el apio y la col.

Aunque los nitritos y nitratos que se encuentran de forma natural en los vegetales pueden ser útiles, también existen versiones sintéticas de ambos compuestos, y éstas se añaden a alimentos como los embutidos (beicon, jamón, salchichas, charcutería) como conservantes. Después de ingerir estas sustancias químicas, pueden formar compuestos llamados nitrosaminas, que generan inflamación y sustancias químicas que pueden causar muchos tipos de cáncer. Los nitritos artificiales y los nitratos son perjudiciales para el organismo y deben evitarse.

Otro gran problema de estos alimentos procesados es que desencadenan la formación de productos finales de glicación avanzada (AGE, por sus siglas en inglés), que, como has adivinado, aumentan la inflamación en el organismo. Así que lo mejor es reducir el consumo de carnes procesadas y consumirlas con moderación. También puedes comprar carnes no curadas sin nitratos.

### Colorantes, saborizantes y conservantes artificiales

Si lees la etiqueta de ingredientes de casi cualquier alimento de la despensa de tu cocina, de tu frigorífico o del supermercado, descubrirás un montón de aditivos alimentarios. Miles y miles de aditivos se introducen en diversos alimentos y productos alimentarios. Se utilizan para mejorar el sabor, el aspecto o la textura de un producto, o para prolongar su vida útil.

El problema con los aditivos es que el organismo no los reconoce como alimentos. Al contrario, los considera extraños. Entonces, el cuerpo genera inflamación como parte de una respuesta inmunitaria para defenderse de lo que percibe como un invasor.

La forma más sencilla de evitar los aditivos alimentarios es reducir el consumo de alimentos procesados, preparar más alimentos desde cero y comprar alimentos ecológicos en la medida de lo posible.

### Frituras

Puede que te encanten los fritos, ¡pero a tu cuerpo no! El aceite utilizado para freír los alimentos acostumbra a tener un alto contenido en ácidos grasos omega-6. Comer alimentos fritos con regularidad puede alterar la proporción entre grasas omega-3 y omega-6, lo que, como ya hemos comentado, desencadena la inflamación.

Además, muchos alimentos fritos como las patatas fritas y las papas fritas de bolsa, se fríen a temperaturas extremadamente altas, un proceso que desprende una sustancia química inflamatoria llamada acrilamida. El informe del Programa Nacional de la Oficina Nacional de Toxicología estadounidense sobre los agentes carcinógenos considera la acrilamida como un posible agente carcinógeno.

Aunque admito que nada es comparable al sabor tórrido y crujiente de las frituras, existen alternativas que nos permiten conservar todo ese sabor y textura crujiente, pero sin las grasas dañinas y las toxinas de la fritura: hornea tus patatas fritas y otros platos, o prueba la freidora al aire (un estudio demostró que freír al aire reduce en un 90 % la cantidad de acrilamida de las patatas fritas).

### Grasas saturadas

Cuando trabajaba como geóloga para una compañía petrolera, solía salir a comer con mis compañeros de trabajo. Esto fue hace más de 25 años, cuando las dietas keto y ultrabajas en carbohidratos llegaron a escena y se pusieron de moda.

Algunos de mis compañeros de trabajo seguían estas dietas, así que a la hora de comer los veía alimentándose de hamburguesas (sin pan) con beicon y queso o devorando grandes filetes de carne, pero nunca verduras. Seguro que perdían peso, pero ¿a qué precio con tanta grasa saturada?

El queso, la ternera grasa y la mantequilla contienen mucha grasa saturada, cuyo consumo excesivo es altamente inflamatorio. La inflamación se produce de dos maneras diferentes. En primer lugar, las grasas saturadas pueden estimular la inflamación a través de unas moléculas denominadas receptores tipo Toll (TLR, por sus siglas en inglés). En circunstancias normales, los TLR forman una fuerza de élite que examina a los posibles invasores del organismo para ver si son bacterianos, víricos o fúngicos. Si detectan la presencia de alguno de estos invasores, envían una señal al sistema inmunitario para que ataque. Una de las armas TLR, TLR4, está diseñada para detectar bacterias.

Desafortunadamente, este mecanismo protector puede fallar si la TLR4 se expone a demasiadas grasas saturadas. Cuando esto ocurre, la TLR4 envía una señal equivocada, reconociendo la grasa saturada como el invasor. Esto desencadena una inflamación, sobre todo en el intestino, que rompe el revestimiento intestinal, dando lugar al intestino permeable. En esa situación, las sustancias nocivas escapan del intestino, lo que contribuye a los problemas inmunitarios y a un control inadecuado de las infecciones.

Las grasas saturadas también estimulan la producción de agentes inflamatorios llamados prostaglandinas y leucotrienos. Éstos pueden provocar la destrucción generalizada de las articulaciones y la inflamación asociada a la obstrucción de las arterias.

Un consumo elevado de grasas saturadas se asocia a la obesidad, que también alimenta el proceso inflamatorio.

Además, las mujeres deben ser conscientes de que al ingerir demasiada grasa saturada, ésta influye en sus hormonas, lo que puede favorecer el cáncer de mama.

El exceso de grasas saturadas puede generar niveles más altos de estradiol circulante, un promotor potencial del cáncer cuando se presenta anormalmente elevado en el organismo.

No tienes que eliminar por completo las grasas saturadas en la dieta Galveston. Como verás en las páginas siguientes, te sugiero que tengas un poco de precaución y equilibres tu ingesta de grasas saturadas con grasas saludables como el aceite de oliva, el aceite de coco, los aguacates, etc.

Existen varios trucos nutricionales sencillos que te ayudarán a reducir y controlar tu consumo de grasas saturadas:

- Come cortes magros de carne de vacuno y de cerdo, y elimina en lo posible toda la grasa visible.
- Disfruta más del pescado y el pollo.
- Elige una mezcla 90/10 para la carne picada de vacuno, o considera la posibilidad de sustituir la carne picada de vacuno por carne picada de pavo o pollo.
- Desecha la piel del pollo antes de cocinarlo.
- En lugar de nata agria, prueba con un yogur natural desnatado o un batido de yogur y requesón desnatado.
- En las recetas, utiliza quesos que sean naturalmente más bajos en grasas saturadas, como el requesón, el queso ricotta, el parmesano, el feta o el queso de cabra.

Recuerda comprobar siempre las etiquetas de los productos bajos en grasa, ¡para asegurarte de que la grasa eliminada no ha sido sustituida por azúcar u otros ingredientes poco recomendables!

### Alcohol en exceso

El consumo excesivo y crónico de alcohol (más de cinco a siete copas semanales) tiende a alterar el equilibrio entre las bacterias «buenas» y «malas» del intestino. Este desequilibrio crea inflamación y merma la salud de tu sistema inmunitario.

El alcohol también favorece el crecimiento excesivo de bacterias nocivas, lo que daña aún más el intestino y debilita su revestimiento. El intestino se vuelve poroso y permite que las bacterias nocivas y las toxinas se filtren en el torrente sanguíneo y lleguen a los órganos. El consumo excesivo de alcohol de forma regular también puede dañar los órganos.

Es aconsejable limitar el consumo de alcohol a una bebida al día. Esto se traduce en un vaso de vino de 15 cl, una botella de cerveza de 35 cl o 4,5 cl de licor fuerte.

### ¿ESTÁ TU CUERPO INFLAMADO?

Responde este cuestionario para determinar el grado relativo de inflamación de tu cuerpo en función de tus elecciones nutricionales durante un día o las últimas 24 horas. Puedes hacerlo tantas veces como quieras. El objetivo es obtener la puntuación más baja posible. Esto indica entonces que tus elecciones nutricionales están disminuyendo la inflamación crónica de tu cuerpo en lugar de promoverla.

**¿Cuánto alcohol has consumido durante ese tiempo?**

a. Ninguno

b. Una bebida

c. Más de una bebida

**¿Cuántas raciones de fruta entera has tomado?**

1 ración = 1 manzana, 1 taza de bayas, etc.

a. Más de 1 ración

b. 1 ración

c. Ninguna

**¿Cuántas raciones de verduras de hoja has tomado?**

1 ración = 1 taza de crudo

a. Más de 1 ración

b. 1 ración

c. Ninguna

**¿Cuántas raciones de alubias o legumbres has tomado?**

1 ración = ½ taza cocida

a. Más de 1 ración

b. 1 ración

c. Ninguna

**¿Cuántas raciones de marisco has tomado?**

*1 ración = 170 gramos cocidas*

a. Más de 1 ración

b. 1 ración

c. Ninguna

**¿Cuántas raciones de otras verduras (tomates, zanahorias, guisantes, calabacín, calabaza, etc.)?**

*1 ración = 1 taza crudo*

a. Más de 1 ración

b. 1 ración

c. Ninguna

**¿Cuántas raciones de frutos secos y semillas has tomado?**

*1 ración = ¼ taza*

a. Más de 1 ración

b. 1 ración

c. Ninguna

**¿Cuánta fibra has tomado?**

a. 25-35 gramos

b. 20-25 gramos

c. Menos de 20 gramos

**¿Cuánto omega-3?**

*1 ración = 170 gramos de pescado graso (salmón, caballa, atún, etc.), cocido; o suplemento de omega-3*

a. Más de 1 ración

b. 1 ración

c. Ninguna

**¿Cuánto té verde o negro has tomado?**

*1 ración = 1 taza*

a. Más de 1 ración

b. 1 ración

c. Ninguna

**¿Cuánto aceite de oliva has consumido?**

a. 2-3 cucharadas

b. 1 cucharada

c. Ninguna

**¡Cómete el arcoíris! Cuenta el número de colores diferentes que has consumido entre frutas y verduras a lo largo del día.**

a. 2 colores o más

b. 1 color

c. Ninguno

**¿Has utilizado ajo, jengibre, hierbas frescas o cúrcuma?**

*Sólo fresco*

a. Más de 1 vez

b. 1 vez

c. Ninguna

**¿Has comido aguacate? ¿Qué cantidad?**

a. Entero

b. 1/2

c. Ninguno

**¿Has consumido algún producto fermentado (yogur, kombucha, etc.)?**

a. 2 raciones

b. 1 ración

c. Ninguno

**¿Cuánto azúcar añadido (en gramos) has tomado?**

*Lee las etiquetas de los alimentos y suma las cantidades en gramos.*

a. Menos de 25 gramos

b. 25-50 gramos

c. Más de 50 gramos

**¿Cuántas bebidas azucaradas has tomado?**

*1 ración = 340 gramos*

*(incluidos refrescos, té dulce, zumos, etc.)*

a. Ninguna

b. 1 ración

c. Más de 1 ración

**¿Cuántas raciones de cereales refinados has tomado?**

*1 ración = 1 rebanada de pan blanco, ½ taza de arroz blanco cocido o fideos, etc.*

a. Ninguna o 1 ración

b. 2 raciones

c. 3 o más raciones

**¿Cuántas raciones de carne roja has consumido?**

*1 ración = 85 gramos de carne magra cocida*

a. Ninguna

b. 85 gramos o menos

c. 113 gramos o más

**¿Cuánto edulcorante artificial has consumido?**

a. Ninguno

b. 1 ración

c. Más de 1 ración

**¿Cuántas grasas trans has consumido?**

*(Manteca, aceite vegetal parcialmente hidrogenado, margarina)*

a. Ninguna

b. 1 ración

c. Más de 1 ración

**¿Cuánta carne procesada (con conservantes y nitratos) has consumido?**

*(Embutidos, salchichas, beicon)*

a. Ninguna

b. 1 ración

c. Más de 1 ración

**¿Cuánta comida frita has consumido?**

*1 ración = 85 gramos*

a. Ninguna

b. 1 ración

c. Más de 1 ración

**¿Cuánta comida basura has consumido?**

*(Comidas rápidas, comidas precocinadas, patatas fritas, pretzels, etc.)*

a. Ninguna

b. 1 ración

c. Más de 1 ración

**¿Cuánto aceite vegetal con grasas omega-6 has consumido?**

*(Aceite de cártamo, girasol, maíz, soja, etc.)*

a. 1 cucharada

b. 2-3 cucharadas

c. 4-6 cucharadas

**¿Cuántos alimentos con aditivos artificiales (colorantes, aromatizantes, conservantes) has tomado?**

*1 ración = ½ taza (aromas artificiales, colorantes, conservantes químicos, etc.)*

a. Ninguno

b. 1 ración

c. Más de 1 ración

## Alimentos curativos

En este capítulo se abordan los principales alimentos que originan la inflamación crónica. ¡Ahora conoceremos los alimentos que combaten activamente la inflamación del organismo! Éstos son el corazón y el alma de la dieta Galveston.

Algunas de las mejores herramientas para combatir la inflamación crónica no se adquieren en las farmacias, sino en las tiendas de alimentos o supermercados. Numerosas investigaciones han revelado los efectos antiinflamatorios que poseen los componentes de algunos de los alimentos o bebidas de los que disfrutarás en la dieta Galveston.

Entre los más potentes de estos componentes se encuentran los antioxidantes, valorados por su potencial en la lucha para la reparación celular. Un antioxidante es una sustancia que protege a las células del daño causado por los radicales libres. Un radical libre es una molécula que ha perdido parte de sí misma, es decir, ha perdido uno de sus electrones cargados eléctricamente, que normalmente orbitan en pares. Para restablecer dicho equilibrio, el radical roba un electrón de las moléculas cercanas.

Al hacerlo, provoca daños en las membranas celulares, dejando que esas células se desintegren. Así, la producción de radicales libres conduce a diversas enfermedades asociadas a la inflamación.

Pero ¡tenemos antioxidantes al rescate! Las investigaciones demuestran que los antioxidantes pueden ayudar a prevenir ciertos tipos de cáncer, reducir los niveles de colesterol y aumentar la función inmuni-

112

taria. Donan un electrón a un radical libre sin resultar dañados en el proceso. De este modo, los antioxidantes ponen fin al alboroto destructivo y proinflamatorio de los radicales libres.

Los antioxidantes vitamínicos incluyen las vitaminas A, C y E, mientras que los antioxidantes minerales incluyen el zinc, el selenio, el cobre y el manganeso. Entre los alimentos que combaten la inflamación por su contenido en antioxidantes se encuentran los siguientes:

- Arándanos, moras, frambuesas, fresas y arándanos rojos están en la lista A como fuentes de antioxidantes.
- Las alcachofas, la col rizada y los pimientos se encuentran entre las fuentes más ricas en antioxidantes de las verduras. Otras fuentes potentes son los espárragos, la remolacha, el brócoli, la lombarda y los tomates.
- Las nueces, los pistachos, las pecanas, las avellanas y las almendras poseen un alto contenido en antioxidantes, al igual que las semillas.
- Las legumbres, al igual que las alubias rojas, el edamame y las lentejas, presentan un gran poder antioxidante.
- Numerosas especias poseen increíbles características antioxidantes, especialmente el clavo, el ajo, el jengibre, la cúrcuma y cualquier hierba fresca.
- El café, el té y el vino tinto (con moderación) son ricos en antioxidantes.
- Los alimentos ricos en ácidos grasos omega-3 son potentes fuentes de componentes antiinflamatorios. Entre ellos se encuentran los pescados como el salmón y la caballa. (Si el pescado no es una opción o no lo comes a menudo o en absoluto, complementar con aceite de pescado es un buen plan B).

Para enriquecer tu dieta con antioxidantes, apuesta por la variedad. Ningún alimento o grupo de alimentos debe ser tu única prioridad. En su lugar, incorpora a tu dieta muchas frutas, verduras, frutos secos, legumbres y especias diferentes.

Los planes de comidas de la dieta Galveston (*véase* el capítulo 8) aportarán una variedad saludable a tu alimentación. Serán un marco para tus comidas y te inspirarán para crear tus propias comidas y tentempiés.

**SOFOCOS: MIS ALIMENTOS ANTIINFLAMATORIOS FAVORITOS**

Espárragos

Aguacates

Judías y otras legumbres

Remolacha

Bayas

Brócoli

Zanahorias

Apio

Col rizada

Aceite de oliva

Naranjas

Piña

Salmón

Setas shiitake

Espinacas

Boniatos

Acelgas

Tomates

Nueces

Si tu objetivo es aliviar los síntomas de la perimenopausia y la menopausia, perder peso o prevenir el cáncer, las enfermedades cardíacas, la diabetes, la demencia u otras afecciones relacionadas con la inflamación crónica, *¡cuanto antes cambies a una nutrición antiinflamatoria, mejor!*

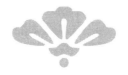

# Capítulo 6

# Acción 3: Reenfoque del combustible

He conocido a muchas mujeres que eran literalmente adictas a los carbohidratos procesados, especialmente a los alimentos con alto contenido de azúcar añadido. Añadían más azúcar a sus cereales ya azucarados por las mañanas, picoteaban chocolate durante el día y comían helado después de cenar. Parecía que no podían saciarse de dulces.

Y no es de extrañar. El azúcar está al acecho en todas partes, y su señuelo es poderoso. La mayoría de los fabricantes de alimentos no nos lo ponen fácil. De hecho, son la raíz del problema del azúcar. Hay más de 600 000 alimentos procesados en los supermercados, el 80 % de los cuales contienen azúcar oculto añadido. Como he mencionado antes, el estadounidense medio consume 19 cucharaditas de azúcar al día. Una ración de una popular salsa comercial para pasta contiene más azúcar que una ración de galletas Oreo. Los yogures azucarados pueden contener más azúcar que una lata de refresco.

Recientemente se ha abierto el debate sobre si la comida basura, es decir, la superprocesada y ultrapalatable, crea adicción del mismo modo que la heroína o la cocaína. A fin de cuentas, muchas personas se sienten a menudo angustiadas con antojos que las llevan a buscar dulces y devorarlos en un santiamén.

Bien, el veredicto está empezando a llegar: un estudio de 2018 reveló que los alimentos cuyo contenido de azúcar y glucémicos son más altos pueden, de hecho, ser adictivos, y en estudios con animales, se ha demostrado que son más adictivos que la cocaína.

Naturalmente, hay consecuencias, algunas graves. Los carbohidratos procesados y el azúcar añadido se consideran los principales aditivos perjudiciales de nuestra dieta. A menudo se los cita como los principales responsables de diversas enfermedades crónicas relacionadas con la inflamación, desde la obesidad a la diabetes, pasando por la enfermedad de Alzheimer.

En la actualidad, cada vez más estudios científicos sugieren que las personas con sobrepeso, obesas, prediabéticas o diabéticas, o incluso adictas a los carbohidratos procesados, podrían obtener mejores resultados con una dieta más rica en grasas totales y más baja en carbohidratos.

De hecho, las pruebas están arrolladoramente a favor de limitar los carbohidratos, incrementar las grasas buenas y comer cantidades moderadas de proteínas.

Esto es exactamente de lo que trata la fase de reenfoque del combustible de la dieta Galveston.

## ¿Qué es reenfoque de combustible?

Nuestro cuerpo prefiere quemar glucosa como combustible, derivada de los hidratos de carbono de nuestra dieta a través de un proceso denominado gluconeogénesis, el cual tiene lugar en el hígado. Una vez quemadas las fuentes de glucosa, el organismo pasa a quemar grasa corporal como combustible.

Pero recuerda que la dieta estadounidense está repleta de carbohidratos (por ejemplo, pan, pasta, arroz, postres y azúcares añadidos). Éstos inundan el organismo de glucosa, que estimula la liberación de insulina. La insulina es el principal motor hormonal del almacenamiento de grasa en el organismo. Por lo tanto, cuando te alimentas de esta manera, tu cuerpo nunca pasa al modo de *quema* de grasas, sino que, ¡encima almacena más! Es una situación en la que todos pierden.

Para combatirlo, es vital reorientar tus macros (proteínas, carbohidratos y grasas) y ajustar tus porcentajes a los que activan la quema de grasas y estimulan al cuerpo a confiar en la grasa como principal fuente de combustible.

Cuando reenfocas tus macros y ajustas tus porcentajes lejos de la dieta típica americana y hacia porcentajes que favorezcan la quema de grasas, tu cuerpo crea cuerpos cetónicos en el proceso. Estos ácidos grasos son una forma de combustible que ayuda al cuerpo a quemar grasa, en lugar de utilizar la glucosa (azúcar) de los carbohidratos.

Esta bioquímica es la esencia de la acción 3: reenfoque del combustible.

## Los macros de reenfoque del combustible

La proporción de macronutrientes de la dieta tipo estadounidense es la siguiente: el 50 % de las calorías proceden de los hidratos de carbono, el 15 % de las proteínas y el 35 % de las grasas.

Vamos a cambiar esto. En la dieta Galveston, ajustarás tus macros para mejorar la quema de grasa, alimentando tu cuerpo con grasas saludables y proteínas y carbohidratos de alta calidad en porcentajes que hagan que el cuerpo utilice la grasa como combustible. Estos porcentajes son los siguientes: 70 % de grasas saludables, 20 % de proteínas magras y 10 % de carbohidratos.

Las planificaciones de comidas diarias de este programa están medidas para estas macros, por lo que es fácil cumplir tus objetivos de macros. Cuando empieces a planificar comidas por tu cuenta, podrás llevar a cabo un seguimiento de tus propios macros utilizando el rastreador de nutrición (*véase* el apartado «Consigue una guía nutricional»).

Aquí tienes un resumen de las opciones aprobadas para ayudarte a cumplir tus macros.

### 70% de grasas saludables

Entre ellas se incluyen el aguacate, el aceite de aguacate, el aceite de coco, el aceite de oliva, las aceitunas, las semillas (especialmente las de chía y lino), la mantequilla, los frutos secos crudos (especialmente las almendras, las nueces de macadamia, las pecanas y las nueces), la mantequilla de frutos secos (sin azúcares añadidos) y la mayonesa (a base de aceite de oliva o de aguacate).

### 20% de proteínas magras

Elige entre proteínas animales alimentadas con pasto (ternera, bisonte, pollo, cordero, cerdo, pavo), pescado y marisco salvaje, anchoas, sardinas, huevos, cecina de ternera sin nitratos y proteínas en polvo (con ingredientes limitados, bajas en azúcar y carbohidratos).

### 10% de carbohidratos

Los hidratos de carbono se clasifican generalmente en dos tipos: complejos y simples.

Los carbohidratos complejos son alimentos ricos en fibra, que mejoran la digestión y la salud intestinal en general. También ayudan a estabilizar el azúcar en sangre, a mantener la energía a un nivel uniforme y a sentirse satisfecho durante más tiempo después de las comidas. Es menos probable que se depositen en forma de grasa. Ejemplos de carbohidratos complejos son las verduras, las legumbres, las frutas y los cereales integrales. Mis favoritos son las manzanas, las alcachofas, los espárragos, los pimientos, las remolachas, las bayas, el brócoli, la ensalada de brócoli, las coles de Bruselas, la coliflor, las verduras de hoja verde, los frutos secos y las semillas, y los pepinillos. Son carbohidratos para disfrutar.

Los carbohidratos a evitar son los simples. Se trata de moléculas de azúcar más pequeñas que el organismo digiere rápidamente. Provocan un rápido aumento de la insulina.

Si no se queman inmediatamente, pueden convertirse en grasa corporal. Suelen encontrarse en alimentos ricos en azúcares añadidos o en harina blanca procesada a la que se le ha quitado la fibra y los nutrientes. Algunos ejemplos son los caramelos y otros dulces, el pan y otros productos horneados, y diversos alimentos procesados.

En cuanto empieces el programa dieta Galveston de por vida, en el capítulo 10, que guía a través del mantenimiento, volverás a enfocar tu combustible durante varias semanas, con el fin de poder estabilizar tu peso y aumentar tu ingesta de alimentos antiinflamatorios. Por ejemplo:

1. Empieza con una o más semanas con un 60 % de grasas, un 20 % de proteínas y un 20 % de carbohidratos.
2. Progresa a semanas adicionales con un 50 % de grasas, un 20 % de proteínas y un 30 % de carbohidratos.
3. Estabilízate a largo plazo en un 40 % de grasas, un 20 % de proteínas y un 40 % de carbohidratos. Estos porcentajes son los que debes utilizar para siempre cuando hayas alcanzado una talla que te guste y te sientas realmente sana y con energía.

¡Puedes esperar muchas cosas buenas!

## SOFOCO: ALCANZA TUS OBJETIVOS DE MACRONUTRIENTES CON VERDURAS BAJAS EN ALMIDÓN

A la hora de controlar tus macros de hidratos de carbono, debes tener en cuenta las dos categorías principales de verduras que existen: con almidón y sin almidón. Entre las verduras con almidón están las batatas, el maíz, las judías y las legumbres (alubias, guisantes, lentejas), mientras que entre las que no tienen almidón están el brócoli, la coliflor, los tomates y el calabacín.

Tanto las verduras feculentas como las no feculentas son hidratos de carbono complejos, pero como indican los nombres de las categorías, la principal diferencia entre ambas radica en su contenido total de almidón. Las verduras cocidas con almidón, como las patatas, contienen unos 15 gramos de carbohidratos y 80 calorías por ½ taza, mientras que las verduras sin almidón, como el brócoli, contienen unos 5 gramos de carbohidratos y 25 calorías en una ración equivalente. Además, las verduras con almidón pueden elevar los niveles de azúcar en sangre más rápidamente que las verduras sin almidón.

Aunque ambas formas de carbohidratos son ricas en fibra, antioxidantes, vitaminas y minerales, si tu objetivo es perder peso, deberás modificar tu consumo de verduras con almidón para alcanzar tus macros diarios de carbohidratos y quemar grasa de forma constante.

La siguiente tabla recoge algunos de los ejemplos de ambas categorías.

| Con almidón | Sin almidón | |
|---|---|---|
| Maíz | Alcachofas | Pepinos |
| Chirivías | Espárragos | Berenjenas |
| Guisantes | Judías verdes | Setas |
| Plátano verde | Judías | Cebollas |
| Patatas | Pimientos (todos) | Brócoli |
| Calabaza | Ensalada verde | Brotes de coles de Bruselas |
| Boniatos | Coliflor | Espinacas |
| Succotash | Kale | Brotes |
| Ñames | Zanahorias | Habas |
| | Calabacín | Tomates |

### La importante diferencia entre carbohidratos netos y totales

En la dieta Galveston, llevarás un seguimiento de los carbohidratos netos. Los carbohidratos netos son los gramos totales de carbohidratos en cualquier alimento menos sus gramos de fibra.

Existe una forma bastante sencilla y fácil de averiguarlo. Si miras la etiqueta de información nutricional de un alimento determinado, verás que se indican los hidratos de carbono totales por ración. Debajo de los hidratos de carbono totales, encontrarás la cantidad de fibra y la cantidad de azúcar total, que incluye los azúcares añadidos. Todos estos componentes forman el número total de hidratos de carbono, pero como la fibra no se absorbe en el proceso digestivo, los restaremos del total:

# Hidratos de carbono totales − Fibra = Hidratos de carbono netos

La idea de utilizar los carbohidratos netos es que nuestro cuerpo digiere cada tipo de carbohidrato de forma diferente. Los carbohidratos netos son los que digieres y utilizas para obtener energía; como ya se ha comentado antes, la fibra restante pasa por el tubo digestivo sin ser absorbida y, por lo tanto, no eleva el nivel de azúcar en sangre. Los alimentos bajos en carbohidratos netos no tienen un impacto significativo en el azúcar en sangre, por lo que es probable que ayuden a perder peso.

## Factores nutricionales

8 raciones por envase
**Tamaño de la porción** ⅔ de taza (55 g)

**Cantidad por ración**

## Calorías 230

| | % cantidad diaria recomendada* |
|---|---|
| **Grasas totales** 8 g | 10 % |
| Grasas saturadas 1 g | 5 % |
| Grasas trans 0 g | |
| **Colesterol** 0 mg | 0 % |
| **Sodio** 160 mg | 7 % |
| **Carbohidratos totales** 37 g | 13 % |
| Fibra dietética 4 g | 14 % |
| Azúcares totales 12 g | |
| Incluye 10 g de azúcares añadidos | 20 % |
| **Proteína** 3 g | |
| Vitamina D 2 mcg | 10 % |
| Calcio 260 mg | 20 % |
| Hierro 8 mg | 45 % |
| Potasio 235 mg | 6 % |

* El % de la cantidad diaria recomendada te indica cuánto contribuye un nutriente en una porción de alimento a la dieta diaria. Se utilizan 2000 calorías al día para consejos de nutrición general.

**CALCULAR LOS CARBOHIDRATOS NETOS**

Recuerda que para calcular los carbohidratos netos es suficiente con restar los gramos de fibra de los gramos de carbohidratos totales. En el caso de los alimentos cuya etiqueta nutricional figura más arriba, 37 gramos (carbohidratos totales) menos 4 gramos (fibra alimentaria) equivalen a 33 gramos (carbohidratos netos).

## Desafíos comunes del reenfoque del combustible

Al reajustar tus macros, posiblemente te alarmes al echar de menos la pasta, el pan o las patatas, o que tu gusto por los dulces se apodere de ti. Pero permíteme tranquilizarte. Tus antojos cesarán (junto con los kilos y centímetros), te sentirás más sana y con más energía además de completamente saciada con la dieta Galveston. ¡Puedo afirmarlo con confianza porque muchas mujeres me lo han dicho!

Es importante que entiendas que tu cuerpo ha sido alimentado con hidratos de carbono la mayor parte de tu vida, por lo que ahora le está pidiendo a tu metabolismo que cambie de quemar carbohidratos a quemar grasa almacenada, y esto probablemente te planteará diversos desafíos. No te desanimes. Cuando empieces la dieta Galveston, no vas a ser la única en sentir algo, sino todo de lo que se siente al hacerlo.

### Impaciencia ante la adaptación de la grasa

Cuando empieces el programa, estarás entrenando a tu cuerpo para que se adapte a quemar grasa como principal fuente de combustible en lugar de los carbohidratos. Sin embargo, esto no sucede de la noche a la mañana. Los estudios demuestran que la adaptación a las grasas se produce a lo largo de semanas, no de días. La mayoría de las personas necesitan entre tres y cuatro semanas para alcanzar el pico de adaptación a la quema de grasas. En la práctica, esto significa que es posible que no veas ni sientas demasiados resultados durante varias semanas. Ten paciencia. En cuanto tu cuerpo se adapte a quemar grasa, ¡rápidamente se darán los cambios!

## Abstinencia de carbohidratos

Si has estado comiendo muchos carbohidratos complejos, puedes esperar algunos cambios en tu estado de ánimo y en tus niveles de energía cuando cambies tu ingesta de macronutrientes a un 10 % de carbohidratos. De hecho, esta restricción podría provocarte algunos síntomas del síndrome de abstinencia durante las primeras etapas. Por ejemplo, puedes experimentar:

- Cansancio
- Dolores de cabeza
- Tos
- Mucosidad
- Irritabilidad
- Náuseas

Paradójicamente, si experimentas alguno de estos síntomas, en realidad es una buena señal. Significa que en un momento dado tu organismo dependía de la quema de glucosa como combustible. Ahora tu metabolismo está cambiando y depende de la grasa como combustible. Simplemente está dejando de consumir azúcar y alimentos ricos en carbohidratos y está pasando al modo de quema de grasas (¡adaptación a las grasas!).

La abstinencia de carbohidratos no es agradable, pero debes aguantar. Puedes minimizar los efectos secundarios, aunque no los eliminarás por completo. Una de las mejores formas es reponer los electrólitos. Los electrólitos incluyen minerales importantes como el magnesio, el potasio, el sodio, el calcio, el fósforo y el cloruro, y son vitales porque permiten a las células generar energía, mantener la estabilidad de sus membranas y funcionar de forma óptima en general. También generan electricidad, ayudan a la contracción muscular, transportan agua y fluidos dentro del cuerpo y participan en muchas otras actividades.

Puedes reponer tus electrolitos bebiendo suficiente agua a lo largo del día e introduciendo en tu dieta alimentos ricos en electrolitos.

Para obtener suficiente potasio, por ejemplo, deléitate comiendo muchas verduras de hoja verde y aguacates. Sinceramente, recomiendo comer al menos un aguacate al día. En cuanto al magnesio, los frutos secos como las nueces, las almendras, los pistachos y las pecanas, así como las pipas de calabaza y de girasol, son fuentes maravillosas y fáciles de añadir a cualquier comida o tentempié.

Otros electrólitos (sobre todo el calcio) abundan en las verduras de hoja verde, y puedes obtener sodio y cloruro salando suavemente los alimentos.

Las proteínas como el atún y el pollo son ricas en fósforo.

### No tomar suficientes grasas

Puede que en el pasado te hayan dicho que redujeras tu ingesta de grasas. Pero en este plan, la grasa es tu nueva fuente de energía. La necesitas. Si no ingieres suficiente grasa, tus niveles de energía se resentirán y este plan podría resultarte difícil de seguir. La mejor manera de pensar en la dieta Galveston es que no sólo se trata de una dieta baja en carbohidratos; es una dieta alta en grasas saludables. Probablemente deberás cambiar tu mentalidad de «eliminar carbohidratos» a «obtener suficiente grasa».

Con el reenfoque de combustible, alrededor del 70 % de tus calorías deben proceder de las grasas; eso significa disfrutar de alimentos como los huevos, el tocino, los frutos secos, las semillas, los aguacates, el aceite de aguacate, el aceite de oliva, el aceite de coco y la mantequilla.

### Evita los carbohidratos ocultos

Los carbohidratos y los azúcares añadidos son engañosos, y evitarlos puede plantear todo un desafío. Muchos alimentos esconden bastante más azúcar y carbohidratos procesados de lo que te imaginas, por lo que es importante no sólo leer las etiquetas nutricionales, sino también entender cómo se ha preparado el alimento y averiguar cuántos carbohidratos estás ingiriendo.

Los carbohidratos no sólo están al acecho en los alimentos obvios; también se esconden en alimentos aparentemente inocuos. Aquí tienes una breve lista de lugares donde encontrarás carbohidratos ocultos y azúcares añadidos:

- Alimentos bajos en grasa
- Huevo batido
- Salsas
- Condimentos
- Mantequilla de cacahuete
- Aliños para ensaladas
- Barritas energéticas y proteínicas

**SOFOCOS: CAMBIOS DE CARBOHIDRATOS PARA TRIUNFAR**

Aquí tienes algunos deliciosos sustitutos de alimentos ricos en carbohidratos que te ayudarán a alcanzar y mantener tu objetivo macro de carbohidratos del 10%.

| Alimentos con alto contenido en carbohidratos | Cambio bajo en carbohidratos |
|---|---|
| Pan | *Wraps* de lechuga o tortillas bajas en carbohidratos |
| Empanado | Queso rallado o harina de almendras |
| Patatas fritas | Chips de queso parmesano |
| Puré de patatas | Puré de coliflor |
| Pasta | Zoodles u otras verduras sin almidón en espiral |
| Arroz | Arroz de coliflor |
| Soda | Agua con gas |
| Harina de trigo | Harina de almendras |

### Consumir suficientes proteínas

El reto de consumir suficientes proteínas consiste en saber cuándo hay que comerlas.

La mayoría de la gente ingiere proteínas en una sola comida, por ejemplo, durante la cena; pero para mantener la masa muscular a cualquier edad, lo mejor es comerlas a lo largo de tu ventana de alimentación de 8 horas. Esto ayuda a prevenir la pérdida de masa muscular, lo cual es importante tanto para las mujeres que se acerquen a la mediana edad como para las que acaban de entrar en ella. También ayuda mantener el equilibrio de las hormonas que controlan el hambre y la saciedad, la leptina y la grelina.

Y no tienes por qué ingerir proteínas después de hacer ejercicio. Quizás hayas oído que es necesario tomar las proteínas entre 30 minutos y 1 hora después de hacer ejercicio. Creí en este consejo durante años, hasta que descubrí que se basaba en un estudio con atletas masculinos de 25 años. Los sujetos que ingirieron proteínas en los 30 minutos siguientes al entrenamiento ganaron más masa muscular en comparación con los que no lo hicieron (aunque siguieron ganando músculo, sólo que no tanto). Estos hallazgos son irrelevantes para nosotras porque se aplican a los hombres jóvenes. Además, el objetivo de la mayoría de nosotras no se basa en ganar una cantidad exagerada de músculo.

A modo de orientación, intenta ingerir entre 25 y 30 gramos de proteínas en cada una de sus comidas y entre 10 y 20 gramos de proteínas en sus tentempiés. Asegúrate de ingerir las proteínas junto con grasas saludables y carbohidratos para saciarte.

Sin embargo, no te excedas en la ingesta de proteínas, es decir, no superes estas recomendaciones. Si hay un exceso de aminoácidos flotando en tu torrente sanguíneo, tu cuerpo los convertirá en glucosa para utilizarlos como combustible, anulando la capacidad del organismo para quemar grasas.

## Dejar el azúcar en 10 días: Mi desintoxicación del azúcar

Nuestro cuerpo se acostumbra a cierta cantidad de azúcar. Cuanto más azúcar comemos, más azúcar nos apetece, y me refiero a los «azúcares añadidos»: el que se añade durante el procesado de los alimentos, así como el azúcar de mesa, la miel, los jarabes o cualquier azúcar que añadamos a nuestras comidas. La buena noticia es que es posible revertir esta tendencia y eliminar el antojo de dulce.

Prueba de ello es un estudio publicado en la revista *American Journal of Clinical Nutrition*. Los investigadores reclutaron a 29 voluntarios que habitualmente tomaban al menos dos bebidas azucaradas al día. Como parte del experimento, se pidió a los voluntarios que valoraran el dulzor de algunos postres y bebidas azucarados. A continuación, los investigadores pidieron a la mitad de las personas que redujeran su consumo de azúcar en un 40 % y a la otra mitad que siguieran con su dieta habitual.

Después de tres meses, los participantes en el estudio volvieron a comer lo que quisieran durante un mes. Los investigadores pidieron a los participantes que volvieran a tomar postres y bebidas azucarados. Las personas que habían reducido su consumo de azúcar pensaban que los postres y las bebidas eran demasiado dulces y les gustaban menos. De hecho, ¡habían perdido el deseo de comer dulces!

Si eres goloso, esto significa que después de dejar de comer azúcar, éste pierde su control adictivo sobre ti. Para empezar, prueba mi desintoxicación de azúcar de 10 días y repite en caso necesario.

**Día 1.** Escribe en tu diario tus objetivos para acabar con tu adicción al azúcar. Por ejemplo:

- Reducir el consumo de azúcares añadidos.
- Informarme sobre las consecuencias para la salud de comer demasiado azúcar.
- Tomar medidas cada día para acabar con mi adicción, como, por ejemplo:
  - Centrarme en alimentos integrales y no procesados.
  - Sustituir los refrescos, zumos, té dulce y otras bebidas azucaradas por agua o agua de seltz sin azúcar.
  - Beber café solo como parte del ayuno intermitente.
  - Endulzar el yogur griego natural con bayas frescas o congeladas en lugar de comprar yogur aromatizado y cargado de azúcar.
  - Consumir frutas enteras en lugar de alimentos o postres azucarados.
  - Sustituir los dulces por una mezcla casera de fruta y frutos secos.

**Día 2.** A partir de hoy, lleva un control de tu consumo de azúcares añadidos en tu aplicación. Puede que te sorprendas realmente de las cantidades totales que empiezas a ver. Recuerda que, para las mujeres, según la Asociación Americana del Corazón se recomienda no más de 25 gramos de azúcares añadidos al día. Ver cuánto de más estás consumiendo regularmente puede ser impactante, ¡y motivador!

**Día 3.** Si eres de las que toman refrescos, té o café azucarados, mezclas dulces para cócteles, zumos comerciales, etc., en su lugar empieza a beber aguas con gas mezcladas con cítricos o pepino. Te aconsejo que además te deshagas de todas las bebidas azucaradas que tengas en casa.

**Día 4.** El estrés afecta a tus elecciones alimentarias y amplifica tus antojos de dulces, por lo que te conviene llevar a cabo el tipo de actividades que te ayuden a aliviar el estrés, como el yoga y la meditación.

Además, opta por alimentos ricos en magnesio, ya que éste ayuda a calmar el organismo. Por ejemplo, manzanas, aguacates o almendras. Acompáñalas con uno o dos huevos (ricos en vitaminas beneficiosas para el cerebro) o pescado graso (repleto de ácidos grasos omega-3, que suavizan la depresión).

**Día 5.** Los alimentos ricos en azúcares añadidos, como los alimentos envasados cargados de jarabe de maíz rico en fructosa, alimentan tu adicción y alimentan tu hambre y tus ansias de comer más. Hoy mismo, empieza a crear comidas y tentempiés saciantes combinando un carbohidrato saludable con una proteína o una grasa saludable. En lugar de una galleta o un puñado de galletas saladas o patatas fritas, por ejemplo, prueba a combinar una manzana con un pequeño puñado de almendras o calabaza amarilla con hummus.

**Día 6.** Empieza a leer las etiquetas si aún no lo has hecho. Recuerda que muchos alimentos y condimentos son fuentes furtivas de carbohidratos procesados y azúcares añadidos. Revisa las etiquetas de los productos, como, por ejemplo, los aliños para ensaladas, condimentos, salsas y otros alimentos para detectar carbohidratos ocultos.

**Día 7.** ¿Aún no has conseguido deshacerte de tu postre dulce favorito? Plantéate esta pregunta: ¿realmente tienes hambre o tu dosis nocturna de azúcar es un hábito difícil de romper? Si realmente tienes hambre, prepárate algo rico en proteínas con grasa saludable, por ejemplo, un puñado de nueces o yogur griego sin azúcar con frutas del bosque y coco sin azúcar. Esta combinación puede sustituir tu postre nocturno.

**Día 8.** Un dato poco conocido: beber mucha agua al día puede ayudarte a controlar los antojos de azúcar. ¿Qué es mucha? Intenta beber 2,5 litros al día, es decir, 8 vasos al día. No dudes en añadir cítricos o hierbas frescas al agua para darle un toque más interesante.

**Día 9.** También es hora de dejar los edulcorantes artificiales. Pueden ser una buena opción mientras abandonas los azúcares añadidos, pero podrían echar a perder tus esfuerzos. Las investigaciones sugieren que los edulcorantes artificiales pueden promover cambios metabólicos que aumentan los antojos, la ingesta de alimentos y el peso. Empieza a dejar estos edulcorantes consumiendo la mitad de la cantidad a la que estabas acostumbrada y vuelve a reducirla cada dos días. Si sigues necesitando un toque dulce, pásate a la estevia o al eritritol.

**Día 10.** Enhorabuena, vas por el buen camino. Es probable que ya te apetezcan mucho menos los dulces y que hayas dejado de consumir azúcares añadidos por completo. Sigue reduciendo a la mitad la cantidad de edulcorantes artificiales que has estado usando o ingiriendo. Sigue bebiendo agua abundante. Y reflexiona sobre los objetivos que te marcaste al principio de este proceso de 10 días. Anota tus éxitos en tu diario y escribe cómo te sientes, ahora que has reducido o eliminado los azúcares añadidos.

La verdad es que el azúcar no es necesario en ninguna dieta. Debes consumir proteínas. Debes consumir carbohidratos de calidad. Debes consumir grasas saludables. No necesitas consumir azúcar. La dieta Galveston ha sido desarrollada con estos hechos en mente. Y el programa te ayudará a romper tu adicción al azúcar. Te prometo que puedes hacerlo. Una vez que lo hagas, tu historia de amor con el azúcar añadido será cosa del pasado.

# PARTE III

# LA PLANIFICACIÓN

# Capítulo 7

# La base nutricional de la dieta Galveston

El cuerpo que alimentas a los 40, 50, 60 años o más difícilmente es el mismo que alimentabas a los 20 años. Con la perimenopausia, la menopausia y la posmenopausia, todo cambia: la forma, la composición corporal, el metabolismo, los músculos, los huesos y la energía, así como el aspecto exterior y la salud general. Debido a estos cambios, necesitas alimentos y nutrientes específicos no sólo para perder peso, sino también para gozar de una salud óptima a largo plazo.

Muchos de nosotros no pensamos en recurrir primero a la comida como remedio para los problemas que nos afectan ahora. Con frecuencia, buscamos ayuda en la medicación. Pero, afortunadamente, *podemos* seleccionar los alimentos que refuerzan nuestras hormonas, alimentan nuestro cuerpo y disminuyen, revierten e incluso alivian nuestros síntomas.

Después de guiar a decenas de miles de mujeres como tú a través de este programa, he comprobado en primera persona que la dieta Galveston es el camino más seguro hacia una mejor salud en la mediana edad, con menos síntomas y una pérdida de peso permanente. ¡Te sorprenderás gratamente del poder curativo de esta dieta!

Lo que miles de mujeres han descubierto es que comer *los alimentos adecuados en las cantidades adecuadas* es una medicina poderosa; los resultados te ayudarán con su peso, tus hormonas, con cualquier inflamación crónica y favorecerán tu estado de salud en general.

Teniendo esto en cuenta, veamos todo lo que puedes comer y por qué motivo.

## Grasas saludables

Las grasas alimentarias no son tan malas como nos han hecho creer hasta ahora. A finales de la década de 1970, la grasa fue popularmente satanizada. De hecho, la grasa era la culpable de todo, desde el colesterol alto hasta la diabetes, las enfermedades cardíacas y la obesidad. Como resultado, ¡los alimentos bajos en grasa aparecieron por todas partes! Pero estos alimentos planteaban el problema de que carecían de los nutrientes esenciales y naturales, y dejaban sensación de hambre. ¿Cómo era esto posible? Como ya habrás adivinado, los fabricantes de alimentos habían añadido azúcares para dar sabor, empezando así el deterioro de nuestra salud.

Así que, bienvenida de nuevo, grasa. Con la dieta Galveston, disfrutarás de un montón de grasas «buenas» y saludables. Estas grasas pueden reducir el riesgo de infarto de miocardio y accidente cerebrovascular, favorecer la función cerebral y el equilibrio hormonal, mejorar el aspecto de la piel, ayudar al organismo a sanar y promover una sensación general de bienestar.

Las grasas también son satisfactorias, ya que desencadenan la liberación de hormonas que pueden ayudarte a sentirse saciado, que es una de las razones por las que no pasarás hambre con la dieta Galveston. Las grasas también son beneficiosas en otros aspectos. Por ejemplo, ayudan a revertir la resistencia a la insulina, disminuyen la frecuencia de los sofocos y reducen la intensidad de los sudores nocturnos.

Además de los aceites buenos como el de oliva, puedes disfrutar de semillas y frutos secos como fuente de grasa. Las semillas de lino, en particular, son ricas en estrógenos vegetales, especialmente lignanos, que favorecen la regulación hormonal. También son ricas en ácidos grasos omega-3, antioxidantes y fibra. Otras semillas, como las de chía y cáñamo, son ricas en grasas omega-3.

Las nueces son ricas en grasas que contribuyen a la salud de los vasos sanguíneos y a la producción de hormonas. Además, ayudan a reducir el colesterol y a regular los niveles de insulina, a la vez que normalizan el azúcar en sangre.

A continuación encontrarás una lista exhaustiva de todas las grasas que puedes consumir.

### Grasas aprobadas por la dieta Galveston

- Aceite de aguacate
- Aceite de coco (con moderación)
- Aceite de linaza
- Aceite de oliva
- Aceite de sésamo (con moderación)
- Aceite MCT (con moderación)
- Aceitunas
- Aderezo cremoso (para utilizar en recetas)
- Aguacates
- Copos de coco (con moderación)
- Cremas de semillas, sin azúcar y sin aceites añadidos
- Frutos de cáscara, especialmente nueces, almendras, pacanas, macadamias; harina de almendras
- Ghee (mantequilla clarificada)
- Grasas lácteas (nata espesa, leche entera), si se toleran
- Harina de coco (para usar en recetas)
- Hummus
- Mantequilla, preferiblemente de vacas alimentadas con pasto
- Mantequilla de frutos secos sin azúcar y sin aceites añadidos
- Mayonesa, preferiblemente hecha con aceite de oliva o de aguacate
- Semillas, especialmente de chía, lino, cáñamo, calabaza y girasol
- Tahíni (crema de semillas de sésamo)

## Proteínas de calidad

Las proteínas son para tu cuerpo lo que la madera para los árboles y el acero para un rascacielos.

Es el material de construcción fundamental del cuerpo, y juega un papel crítico en su reparación y mantenimiento. Por ello, la dieta Galveston es un poco más rica en proteínas que muchos otros planes. Si has prestado atención a los consejos nutricionales de los últimos años, quizás te hayas topado con las ventajas y los inconvenientes de comer más proteínas. Permíteme aclararte lo siguiente: las dietas más ricas en proteínas han sido criticadas infundadamente.

La verdad es que, a medida que las mujeres envejecen necesitan más proteínas, porque su cuerpo tiende a perder músculo magro y a reparar cada vez menos el tejido antiguo. Gran parte de ello es debido a la disminución de estrógenos, que está relacionada con la pérdida de masa muscular y fuerza ósea. Dicho de otra forma, ahora las proteínas son un salvavidas. En un estudio de referencia realizado en mujeres, la Women's Health Initiative (Iniciativa de Salud de la Mujer de EE. UU.), una mayor ingesta de proteínas se asoció con un 33 % menos de riesgo de fragilidad y con una mejor función física.

Además, la proteína también estabiliza el azúcar en sangre (útil si sufres cambios de humor). Influye en la liberación de leptina y grelina, las hormonas que regulan el apetito y la ingesta de alimentos.

Recomiendo consumir proteínas variadas: pollo, pescado, carne magra, alubias y legumbres, proteínas lácteas, etc. Los huevos son buenos, a pesar de lo que te habrán dicho en más de una ocasión. De hecho, son una fuente económica de proteínas, y uno de los mejores alimentos para equilibrar las hormonas del hambre y del almacenamiento de grasa, porque ejercen un impacto positivo sobre la insulina y la grelina. Los huevos son ricos en vitamina D, así como en hierro y vitaminas del grupo B. Casi todos los nutrientes que necesitamos para sentirnos lo mejor posible y mantener fuertes nuestros huesos están envasados en una pequeña cáscara.

El pescado es otra niña bonita. Repleto de grasas omega-3 que combaten la inflamación, los pescados más grasos como el salmón salvaje, el arenque, la caballa, la trucha de lago y las sardinas estabilizan las hormonas del hambre, haciendo que te sientas saciada durante más tiempo. Además, los pescados grasos son ricos en vitamina D, que ayuda a mejorar los niveles de testosterona femenina. Tener estos niveles hormonales bajo control puede resolver positivamente las preocupaciones de la mujer sobre el aumento de peso, la fatiga o la depresión. El pescado también puede mantener el corazón sano y la piel y el pelo brillantes.

Las aves de corral y la ternera también son excelentes opciones proteicas. Ayudan a promover la secreción de hormonas como la leptina, que proporciona sensación de saciedad. Las proteínas animales son también una fuente importante de hierro y vitamina B12.

Aquí tienes un resumen de los numerosos tipos de proteínas que puedes disfrutar en este programa.

**Proteínas aprobadas por la dieta Galveston**

- Anchoas
- Avestruz
- Beicon sin curar y sin nitratos
- Bisonte
- Búfalo
- Carne de vacuno, cortes magros
- Carne magra de cerdo
- Caza como el venado
- Cecina de vaca sin nitratos
- Embutidos sin nitratos ni nitritos
- Gallinas de Cornualles
- Huevos
- Legumbres
- Marisco
- Pato
- Pavo
- Pescado salvaje, especialmente salmón, trucha y atún
- Pollo
- Proteína de colágeno en polvo
- Proteína en polvo, ingrediente limitado, bajo en azúcar, bajo en carbohidratos

- Tocino de pavo
- Tofu

## Proteínas lácteas

A menos que tengas intolerancia a la lactosa o no puedas digerir los productos lácteos, la dieta Galveston recomienda el consumo de algunos lácteos de origen animal. Una de las principales razones es que la disminución de los niveles de estrógenos durante la menopausia puede aumentar el riesgo de fracturas, y los lácteos presentan un alto contenido de calcio que fortalece los huesos.

La fortaleza de los huesos depende en gran medida de unas cantidades adecuadas no sólo de calcio, sino también de vitamina D, también disponible a partir de las proteínas lácteas. Sin estos nutrientes, los huesos pueden disolverse lentamente, debilitándose y volviéndose propensos a romperse. Por este motivo, la prevención es fundamental.

En un estudio en el que participaron casi 750 mujeres posmenopáusicas, las que consumían más lácteos y proteínas animales tenían una densidad ósea significativamente mayor que las que consumían menos lácteos y proteínas animales.

Los lácteos también pueden ayudar a dormir mejor. Según un estudio, los alimentos ricos en el aminoácido glicina, presente en la leche y el queso, por ejemplo, favorecen un sueño más profundo en mujeres perimenopáusicas y posmenopáusicas.

Algunos alimentos lácteos, especialmente el yogur, contienen probióticos, que son bacterias beneficiosas que pueden ayudar a aumentar la población de bacterias beneficiosas dentro de la vagina y ayudar así a prevenir las infecciones vaginales. También reducen los síntomas de las infecciones vaginales, como el flujo vaginal y el olor, por lo que son útiles para el tratamiento de las infecciones.

### Proteínas vegetales aprobadas por la dieta Galveston

- Altramuces
- Edamame

- Garbanzos/harina de garbanzos
- Judías secas o enlatadas
- Leche de almendras/queso/harina
- Leche/queso de anacardos
- Lentejas
- Levadura nutricional
- Seitán
- Semillas de chía
- Semillas/leche de cáñamo
- Tempe
- Tofu

**SOFOCO: LOS 10 ASOMBROSOS BENEFICIOS DE LOS PROBIÓTICOS**

Cuando piensas en probióticos como el yogur, tal vez lo primero que te viene a la cabeza es la salud intestinal. Es cierto que ayudan a prevenir y a tratar afecciones digestivas como la diarrea, el estreñimiento y las enfermedades inflamatorias intestinales; y, en general, los billones de bacterias del intestino mantienen el microbioma intestinal equilibrado y sano. Pero aunque los numerosos beneficios de los probióticos empiezan en el intestino, no terminan ahí.

Los probióticos también:

1. Favorecen la pérdida de peso y grasa abdominal.
2. Mejoran algunos trastornos mentales, como la depresión, la ansiedad y la pérdida de memoria.
3. Mantienen tu corazón sano.
4. Mejoran los niveles de colesterol y triglicéridos.
5. Refuerzan tu sistema inmunitario.
6. Mantienen la salud urogenital.
7. Ayudan a tu cuerpo a controlar el azúcar en sangre.
8. Fortalecen huesos y articulaciones.
9. Protegen contra las enfermedades hepáticas.
10. Ayudan a mejorar los resultados del cáncer.

Los lácteos de origen animal ofrecen muchos beneficios. Aquí tienes una lista de los alimentos que puedes incluir.

**Proteínas lácteas de origen animal aprobadas
por la dieta Galveston**

- Cheddar
- Havarti
- Kéfir completo
- Monterey Jack
- Mozzarella y otros quesos más blandos
- Nata agria
- Nata espesa
- Parmesano y otros quesos duros
- Queso cremoso
- Queso feta
- Queso de cabra
- Requesón integral
- Suizo
- Yogur griego desnatado

## Carbohidratos

Quiero que disfrutes de los carbohidratos, pero de los buenos. Se trata principalmente de los carbohidratos sin almidón, como las verduras y algunas frutas, y de los carbohidratos con más almidón, como los boniatos, las frutas y algunos cereales integrales. Todos estos alimentos están repletos de vitaminas, minerales, fibra y antioxidantes.

También es importante llenar tu nevera de verduras de hoja verde. Verduras como las espinacas, la col rizada, la berza y las acelgas están repletas de antioxidantes y pueden ayudar a prevenir la inflamación. Las verduras de hoja verde también pueden ayudar con las hormonas, especialmente el metabolismo del estrógeno. Además, tienen un alto contenido en fibra.

El brócoli, la col, la coliflor, la col rizada y las coles de Bruselas forman parte de la familia de las crucíferas. Al igual que las verduras de hoja verde, estas verduras ayudan a procesar y eliminar el exceso de estrógeno del organismo. Un estudio reveló que el consumo de brócoli reducía los niveles de un tipo de estrógeno relacionado con el cáncer de mama, al tiempo que potenciaba un estrógeno que protege contra esta enfermedad.

Muchos de estos carbohidratos de alta calidad contienen fitoestrógenos naturales. Se trata de compuestos de los alimentos que actúan como estrógenos débiles en el organismo. Aunque su inclusión en la dieta ha suscitado cierta controversia, los estudios más recientes indican que son beneficiosos para la salud de las mujeres menopáusicas. Los alimentos que contienen fitoestrógenos de forma natural son la soja, los garbanzos, los cacahuetes, las semillas de lino, las bayas y el té verde y negro, entre otros.

Las frutas son una forma natural de calmar el apetito por comer dulce y están repletas de sustancias antiinflamatorias y antioxidantes. También presentan un alto contenido en agua y fibra, que te sacian sin llenarte.

## Alimentos sin almidón aprobados por la dieta Galveston

- Alcachofas
- Apio
- Arroz integral
- Berenjena
- Berros
- Bok choy
- Brócoli
- Brocolini
- Brotes de bambú
- Brotes de soja
- Calabacín
- Calabaza de verano
- Cebollas
- Cebolletas
- Chucrut
- Coles, todas las variedades
- Coles de Bruselas
- Coliflor
- Colinabo
- Colirrábano
- Escarola
- Espárragos
- Jícama
- Judías verdes o amarillas
- Kimchi
- Okra

- Pepinillos
- Pepino
- Perejil
- Pimientos, todas las variedades y colores
- Remolacha
- Rábanos
- Setas
- Todas las verduras de hoja verde
- Tomates
- Verduras
- Zanahorias

## Verduras feculentas aprobadas por la dieta Galveston

- Boniatos (batatas)
- Calabaza de invierno
- Chirivías
- Edamame (soja)
- Guisantes
- Legumbres, incluidas las lentejas
- Nabos
- Patatas
- Plátanos
- Succotash (maíz y habas)

## Cereales integrales aprobados por la dieta Galveston

- Amaranto (cocinado de forma similar al arroz o utilizado como harina)
- Avena
- Bayas de trigo
- Bulgur
- Cebada
- Espelta (en grano cocido o en copos)
- Farro
- Maíz
- Mijo
- Quinoa
- Trigo sarraceno (normalmente procesado en grañones, harina o fideos)

## Frutas aprobadas por la dieta Galveston

- Arándanos
- Arándanos rojos (frescos)
- Cerezas
- Ciruelas
- Frambuesas
- Fresas
- Manzanas
- Moras
- Peras
- Plátanos
- Pomelo y otros cítricos

## SOFOCO: MIS ALIMENTOS FAVORITOS PARA COMBATIR LOS SOFOCOS

Hasta el 85% de las mujeres con menopausia sufren sofocos. Estos sofocos también pueden llegar a darse hasta en el 55% de las mujeres perimenopáusicas, y su incidencia e intensidad puede ir aumentando a medida que la mujer se va acercando a la menopausia.

Si sufres sofocos, esta estadística quizás te resulte deprimente, ¡pero no desesperes! La nutrición juega un papel fundamental en la lucha contra los sofocos. De hecho, comer al estilo de la dieta Galveston puede reducirlos significativamente. A continuación, te indico una lista de los nutrientes y los alimentos que pondrán fin a esos episodios de sofocos.

**Ácidos grasos omega-3.** Los alimentos ricos en estas grasas, como el salmón, el atún, las nueces y las semillas de lino, pueden disminuir la intensidad y la frecuencia de los sofocos.

**Vitamina E.** Los alimentos ricos en vitamina E, como las verduras de hoja verde, las semillas de calabaza y girasol, las almendras y el pimiento rojo, pueden ayudar a reducir los sofocos. La vitamina E es también un potente antioxidante y se cree que ayuda a reparar las células dañadas de nuestro organismo.

**Alimentos a base de soja.** Los alimentos ricos en soja, como el tofu y el edamame, pueden ayudar a aliviar los sofocos porque contienen fitoestrógenos. Además, los alimentos de soja contienen proteínas, fibra y grasas saludables.

**Frutas y verduras.** Sabemos por las investigaciones realizadas que las mujeres que siguen sistemáticamente una dieta rica en frutas y verduras, y que evitan el azúcar y los alimentos procesados, presentan muy pocos síntomas menopáusicos, como los sofocos, el aumento de peso y la acumulación de grasa abdominal.

## ¡Viva la fibra!

Siempre he sido una gran defensora de comer más fibra. Por mi trabajo como médico, he sabido que las personas que consumen más fibra son las más sanas. Afortunadamente, puedes aumentar tu consumo de fibra en la dieta Galveston; con el tiempo, tus esfuerzos valdrán la pena y sentirás los beneficios. Esto se debe a que la fibra hace lo siguiente:

**Controla el apetito.** La fibra ayuda a ralentizar la llegada de nutrientes al intestino y, por lo tanto, hace que te sientas saciada durante más tiempo, suprimiendo así el apetito. Con menos apetito, puedes perder peso sin siquiera tener que pensar en ello. La fibra también puede ayudar a reducir los niveles de la hormona del hambre, la grelina.

**Reduce la cintura.** Si últimamente haces muchas abdominales, pero estás empezando a perder la fe en que el michelín de tu cintura se reduzca algún día, tienes que aumentar tu ingesta de fibra, sobre todo del tipo soluble. Algunas pruebas indican que los efectos de pérdida de peso de esta fibra se enfocan específicamente en la grasa del vientre.

La fibra en general también puede ayudarte a perder kilos de otras formas. Por ejemplo, se tarda mucho tiempo en masticar la mayoría de los alimentos ricos en fibra. Esto ralentiza el proceso de ingesta, permitiendo que las señales de saciedad lleguen a tu cerebro antes de haber comido en exceso. La fibra también puede reducir la cantidad de calorías que tu cuerpo absorbe de otros alimentos que comes.

**Regula el azúcar en sangre y la insulina.** Un beneficio bien demostrado de la fibra es su efecto sobre los niveles de azúcar en sangre y las necesidades de insulina. Numerosas investigaciones con sujetos sanos y personas diabéticas han demostrado que cuando se consume fibra junto con hidratos de carbono, los niveles sanguíneos de éstos y de insulina no aumentan tanto como cuando se consumen hidratos de carbono sin fibra.

**Reduce el riesgo de cáncer de mama.** Una revisión estadística de estudios sobre el tema descubrió que las mujeres que seguían dietas ricas en fibra podían reducir su riesgo de cáncer de mama en un 12 %. ¿Cómo lo consigue exactamente la fibra? La fibra hace lo siguiente:

- Disminuye el nivel de exceso de estrógenos en el torrente sanguíneo.
- Se combina con sustancias nocivas y cancerígenas en el intestino y, como una escoba, barre el sistema digestivo y las expulsa del organismo.
- Favorece el crecimiento de bacterias sanas en el intestino e inhibe el crecimiento de bacterias malas, proceso que interfiere en la producción de carcinógenos y favorece su descomposición en el intestino.
- Mejora la ingestión de bacterias malas por parte de los macrófagos, los glóbulos blancos que forman parte de su sistema inmunitario.
- Promueve los ácidos grasos de cadena corta (AGCC), que ayudan a evitar el crecimiento de células tumorales.

Debes comer al menos 25 gramos de fibra al día, o más si puedes. Esto no es tan difícil como parece, si comes muchas verduras y algo de fruta cada día.

## Alimentos de la dieta Galveston con más fibra

| Alimento | Tamaño de la ración | Gramos de fibra |
|---|---|---|
| Alcachofa | 1 mediana cocida | 10 |
| Aguacate | 1 taza cortado en dados | 10 |
| Guisantes | 1 taza cocidos | 9 |
| Calabaza de invierno | 1 taza cocida | 9 |
| Bayas frescas | 1 taza | 8 |
| Lentejas | ½ taza cocidas | 8 |
| Alubias negras | ½ taza cocidas | 7,5 |
| Garbanzos | ½ taza cocidos | 6 |
| Chirivías | 1 taza cocidas | 6 |
| Pera, con piel | 1 mediana | 5,5 |
| Brócoli | 1 taza cocido | 5 |

| | | |
|---|---|---|
| Col | 1 taza cocida | 5 |
| Manzana, con piel | 1 mediana | 4,3 |
| Coles de Bruselas | 1 taza cocidas | 4 |
| Judías verdes | 1 taza cocidas | 4 |
| Okra | 1 taza cocida | 4 |
| Patata | 1 mediana, cocida | 4 |
| Batata | 1 mediana, cocida | 4 |
| Trigo bulgur | ½ taza cocido | 4 |
| Espelta | ½ taza cocida | 3,8 |
| Granos de maíz | ½ taza cocidos | 3,5 |
| Cerezas frescas | 1 taza | 3,2 |
| Berza | 1 taza cocida | 3 |
| Cebada | ½ taza cocida | 3 |

## Aumentar la ingesta de magnesio

Un mineral que obtendrás en cantidad en la dieta Galveston es el magnesio. Este mineral, tan importante como infravalorado, es primordial para la salud de la mujer. Interviene en cientos de reacciones bioquímicas de todo el cuerpo y es imprescindible para las reservas de energía y la función muscular y nerviosa. Se calcula que las dietas del 50% de las mujeres no incluyen suficiente cantidad de magnesio. Además, a medida que la mujer envejece y experimenta la menopausia, el magnesio adquiere especial relevancia para una buena salud; incluso puede ayudar a reducir los síntomas y afecciones de la menopausia. El magnesio actúa de la siguiente forma:

**Mantiene los huesos fuertes.** Aproximadamente el 60% del magnesio de una persona se almacena en los huesos, por lo que desempeña un papel importante en la prevención de la osteoporosis (junto con el calcio). Con la disminución de los niveles de estrógenos durante la menopausia, los huesos empiezan a descomponerse a un ritmo más rápido del que se reconstruyen, dando lugar a huesos debilitados y porosos. El magnesio ayuda a prevenir esta descomposición porque contribuye a aumentar la calcificación de la matriz ósea.

Además, el magnesio ayuda a reducir la inflamación, que con el tiempo debilita los huesos.

**Previene la resistencia a la insulina y la diabetes.** Unas cantidades bajas de magnesio podrían hacerte vulnerable a estas afecciones, algo nada deseable porque podría comportar muchas otras complicaciones.

Los investigadores saben desde hace tiempo que la diabetes está relacionada con una deficiencia de magnesio. Es decir, se cree que las personas diabéticas presentan un defecto característico en el metabolismo del magnesio. Afortunadamente, incluir dosis bastante bajas de magnesio en la dieta puede ayudar a prevenir las complicaciones diabéticas e intervenir en el curso de la propia enfermedad.

**Protege la salud del corazón.** El magnesio parece proteger el corazón de varias formas distintas: previene los ritmos cardíacos anormales, disuade la formación de coágulos sanguíneos y regula la presión arterial.

Una de las razones por las que es tan aconsejable para el corazón es que los alimentos ricos en magnesio son una fuente importante de antioxidantes, grasas saludables, proteínas y fibra, todos ellos beneficiosos para la salud del corazón. En un estudio llevado a cabo con cerca de 4000 mujeres posmenopáusicas, los niveles elevados de magnesio se asociaron con marcadores inflamatorios más bajos relacionados con las enfermedades cardíacas, lo que indica una mejor salud del corazón.

**Mejora del sueño.** Hasta el 60% de las mujeres menopáusicas padecen insomnio o tienen dificultades para dormir. Las que logran conciliar el sueño pueden tener mala calidad del sueño. El magnesio también puede ayudar en este caso, ya que parece favorecer el sueño al regular los ritmos circadianos del organismo (conocidos como el reloj natural del cuerpo) y aumentar la relajación muscular.

Un pequeño estudio realizado con 46 personas mayores reveló que la administración de 500 mg de magnesio al día aumentaba significativamente la duración y la calidad del sueño, así como la producción de melatonina (una hormona del sueño), mientras que en el grupo de control no se observaron mejoras.

**Levanta el ánimo.** Si sufres depresión y no quieres tomar antidepresivos, toma magnesio. La razón por la que el magnesio puede ahuyentar la tristeza es su impacto positivo en la función cerebral, la regulación del estado de ánimo y la respuesta al estrés, todo lo cual puede afectar a la progresión y la aparición de la depresión.

**Aumenta la quema de grasa.** No solemos pensar en el magnesio como un quemagrasas, pero ayuda a perder peso. Las investigaciones más recientes han evidenciado que reduce la resistencia a la insulina. Se trata de una afección en la que hay demasiada insulina y ésta no hace su trabajo correctamente; el resultado es que el cuerpo no puede quemar grasa con la misma eficacia, incluida la resistente grasa del vientre. La resistencia a la insulina también puede aumentar los antojos de tentempiés ricos en carbohidratos. Por ello, el magnesio puede ser útil para regular los niveles de azúcar en sangre y de insulina en personas con sobrepeso u obesidad. El magnesio también ayuda a remediar la hinchazón y la retención de líquidos.

**Va más allá de la menopausia.** El magnesio ayuda a prevenir y tratar muchas enfermedades, sobre todo las asociadas a su escasez de suministro. Entre ellas, la enfermedad de Alzheimer, la resistencia a la insulina, la diabetes de tipo 2, la hipertensión, las enfermedades cardiovasculares y las migrañas. Las mujeres necesitan entre 310 y 320 mg de magnesio al día. Consulta la siguiente tabla para conocer las fuentes de magnesio.

**Alimentos de la dieta Galveston con más magnesio**

| Alimento | Tamaño de la ración | Miligramos de magnesio |
|---|---|---|
| Hojas verdes | 1 taza cocidas | 156 |
| Semillas de calabaza | 28 gramos (2 cucharadas soperas) | 150 |
| Salmón | 1 filete cocido | 106 |

| | | |
|---|---|---|
| Caballa | 1 filete pequeño cocido | 97 |
| Almendras | 28 gramos (2 cucharadas) | 80 |
| Anacardos | 28 gramos (2 cucharadas) | 72 |
| Chocolate negro | 28 gramos | 64 |
| Quinoa | ½ taza cocida | 60 |
| Aguacate | 1 mediano | 58 |
| Tofu | 70 gramos cocinado | 53 |
| Edamame | ½ taza cocido | 50 |
| Semillas de lino | 28 gramos (2 cucharadas) | 40 |
| Frijoles negros | ½ taza cocidos | 40 |
| Alubias de lima | ½ taza cocidas | 40 |

## Estimula tus ácidos grasos omega-3

Los beneficios de las grasas omega-3 durante la menopausia son extraordinarios, por esa razón he hablado varias veces sobre ello a lo largo de este libro. Abundan en la dieta Galveston porque estas grasas consiguen lo siguiente:

**Revierten la tendencia de la mediana edad.** Como ya se ha mencionado, el EPA y el DHA son los ácidos grasos omega-3 que se encuentran principalmente en los pescados grasos. Ambos pueden reducir la grasa corporal, sobre todo la del vientre. Investigadores de China realizaron un análisis estadístico de siete estudios sobre omega-3 y adultos con sobrepeso, y concluyeron que la suplementación con omega-3 producía una reducción significativa del perímetro de la cintura.

**Frenan el hambre.** En un estudio realizado con 232 voluntarios obesos y con sobrepeso, los investigadores pusieron a los sujetos (que estaban en las dos últimas semanas de un programa de ocho semanas de duración de pérdida de peso) a dosis altas o bajas de omega-3. Los que tomaron las dosis altas declararon sentirse más saciados y con menos hambre dos horas después de la comida que los que tomaron las dosis más bajas de omega-3.

**Reducen los triglicéridos.** Al entrar en la mediana edad, los niveles de triglicéridos pueden dispararse. Y a medida que esos niveles de triglicéridos aumentan, desgraciadamente los niveles de colesterol HDL de tipo bueno descienden, lo que aumenta drásticamente el riesgo de padecer enfermedades cardíacas.

Las mujeres posmenopáusicas pueden tener concentraciones de triglicéridos más elevadas que las premenopáusicas, lo que las expone a un mayor riesgo de cardiopatías. Los ácidos grasos omega-3 son imprescindibles en este caso. Ayudan a reducir los triglicéridos, junto con una dieta muy baja en azúcares y en carbohidratos refinados.

**Alivian el dolor articular relacionado con la menopausia.** Las grasas omega-3 ayudan a frenar la formación de unos agentes similares a las hormonas llamados prostaglandinas. Estos agentes pueden desencadenar una inflamación capaz de dañar las articulaciones. En este caso, las grasas omega-3 acuden al rescate. Combaten poderosamente la inflamación, y en el proceso ayudan a aliviar el dolor y la rigidez articular en la menopausia. De hecho, estas grasas actúan de forma similar a los antiinflamatorios no esteroideos (AINE).

**Ayudan contra la depresión.** Las mujeres tienen el doble de probabilidades de sufrir depresión que los hombres, y el riesgo es aún mayor tras la menopausia. La irritabilidad y la tristeza son síntomas emocionales comunes de la menopausia, pero las grasas omega-3 pueden aliviar estos síntomas restaurando la integridad estructural de las células cerebrales que son fundamentales para realizar las funciones cognitivas.

**Favorecen la salud ósea.** Se ha descubierto que consumir más ácidos omega-3 aumenta el contenido mineral de los huesos y ayuda a prevenir la osteoporosis. Así que incluye estas grasas en tu dieta.

**Recuperan tu lubricación sexual.** Las grasas omega-3 ayudan a lubricar el cuerpo en general y, por tanto, a combatir la sequedad vaginal, un síntoma común de la perimenopausia, la menopausia y la posmenopausia. La mayoría de las mujeres necesitan al menos 2 gramos de grasas omega-3 al día. En la siguiente tabla se indican las fuentes y el tamaño de las raciones.

**Alimentos de la dieta Galveston con más grasas omega-3**

| Alimento | Tamaño de la ración | Miligramos de omega-3 |
|---|---|---|
| Aceite de linaza | 1 cucharada | 7260 |
| Semillas de chía | 2 cucharadas | 5060 |
| Salmón | 100 gramos cocido | 4123 |
| Caballa | 100 gramos cocida | 4107 |
| Nueces picadas | 2 cucharadas | 2570 |
| Semillas de lino | 1 cucharada | 2350 |
| Sardinas de lata | 100 gramos | 1480 |
| Semillas de cáñamo | 1 cucharada | 1000 |
| Anchoas de lata | 56 gramos | 951 |
| Arenque fresco o en conserva | 100 gramos | 946 |
| Soja | ½ taza cocida | 670 |
| Tofu firme | 100 gramos | 495 |
| Ostras | 6 crudas | 370 |
| Calabaza de invierno | 1 taza cocida | 332 |
| Huevos enriquecidos con omega-3 | 1 huevo grande | 225 |
| Espinacas | 1 taza cocidas | 166 |

## Calma tus problemas de menopausia con vitamina D

No existen suficientes palabras buenas que pueda decir sobre la vitamina D. Técnicamente una hormona más que una vitamina, la vitamina D destaca por sus beneficios para la salud, en particular para el buen funcionamiento de tu corazón, los pulmones, los vasos sanguíneos y el sistema inmunitario. En cuanto a los problemas de la menopausia, la vitamina D puede ayudar de las siguientes maneras:

**Favorece la pérdida de peso.** Como quemagrasas, la vitamina D actúa de tres formas fundamentales. En primer lugar, cuando los niveles de vitamina D son buenos, el organismo produce más leptina, la hormona que indica al cerebro que está saciado y que debe dejar de comer. En segundo lugar, con un aporte abundante de esta vitamina, las células adiposas se resisten a producir y almacenar grasa. En tercer lugar, la vitamina D interactúa con el calcio para detener la sobreproducción de cortisol, la famosa hormona del estrés que, cuando está elevada de forma crónica, desencadena el almacenamiento de grasa abdominal.

**Aumenta la fuerza muscular.** Los argumentos a favor del consumo adecuado de vitamina D son convincentes, ya que ésta incide hasta en la fuerza y la masa muscular, que va deteriorándose con la edad. Un estudio reciente ha documentado que esta vitamina puede aumentar significativamente la fuerza muscular y reducir la pérdida de masa muscular corporal en mujeres con menopausia desde hace 12 años o más.

En este ensayo clínico, 160 mujeres posmenopáusicas brasileñas fueron distribuidas aleatoriamente en dos grupos: un grupo que recibió 1000 unidades diarias de vitamina D y el otro grupo placebo. Tras finalizar el estudio de 9 meses, los investigadores descubrieron que las mujeres que recibieron los suplementos vitamínicos presentaban un aumento de más del 25 % en la fuerza muscular. En cambio, las mujeres del grupo de control habían perdido una media del 6,8 % de masa muscular. Las mujeres de ese grupo también tenían casi el doble de probabilidades de sufrir caídas.

**Ayuda contra la depresión.** Las investigaciones han demostrado que la vitamina D podría jugar un papel importante en la regulación del estado de ánimo y en la disminución del riesgo de depresión. Publicada en *Depression and Anxiety* en 2020, una revisión de 7534 personas descubrió que quienes experimentaban emociones negativas y recibían suplementos de vitamina D notaban una mejora de los síntomas. El estudio también concluyó que los suplementos de vitamina D pueden ayudar a las personas con depresión que también presentan una deficiencia de vitamina D.

**Alivia la fatiga.** La fatiga es uno de los males comunes en la menopausia, especialmente durante sus primeras etapas a medida que el cuerpo se ajusta a la fluctuación hormonal. Un estudio del 2015 en el que participaron enfermeras encontró una fuerte conexión entre los niveles bajos de vitamina D y la fatiga autodeclarada. Es más, el 89 % de las participantes presentaban carencia de esta vitamina.

**Refuerza los huesos.** Una densidad mineral ósea baja es señal de que tus huesos se están debilitando debido a la pérdida de calcio y otros minerales. Esta afección provoca que los adultos mayores, especialmente las mujeres, corran un mayor riesgo a sufrir fracturas. Consumir regularmente la cantidad suficiente de vitamina D y calcio al mismo tiempo ayuda al organismo a maximizar la absorción de calcio, lo que se traduce en huesos más fuertes.

**Reduce el riesgo de cáncer de mama.** Se ha demostrado que tratar las células del cáncer de mama con vitamina D detiene su crecimiento y propagación e inicia un proceso que favorece la destrucción de dichas células. Las mujeres de 19 a 50 años deben tomar 600 unidades internacionales (UI) de vitamina D al día como mínimo para su mantenimiento; las mujeres mayores de 50 años deben tomar 800 UI. Aunque es posible hacerlo con una dieta rica en vitamina D, también es muy aconsejable tomar un suplemento. Así te asegurarás de que estás ingiriendo la cantidad adecuada cada día. La siguiente tabla enumera los alimentos que constituyen una buena fuente de vitamina D.

**Alimentos de la dieta Galveston más ricos en vitamina D**

| Alimento | Tamaño de ración | UI |
|---|---|---|
| Setas (D2) | 100 gramos cocidas | 2300 |
| Salmón salvaje | 100 gramos cocido | 1300 |

| | | |
|---|---|---|
| Sardinas de lata | 100 gramos | 270 |
| Atún de lata | 100 gramos | 268 |
| Arenque fresco o en conserva | 100 gramos | 216 |
| Avena | ½ taza cocida | 150 |
| Leche | 1 taza | 100 |
| Yogur | ¾ taza | 100 |
| Leche de almendras | 1 taza | 100 |
| Queso curado | 1 loncha o 28 gramos, según el queso | 40 |
| Yema de huevo | 1 grande | 37 |

## ¡Hidrátate!

Te recomiendo que bebas al menos 2 litros (8 vasos) de agua al día. El agua, a pesar de ser un nutriente vital, también es uno de los más olvidados. El agua presenta múltiples beneficios que van desde la salud del corazón a la función cerebral, pasando por la eliminación de toxinas del cuerpo. En el caso de las mujeres, ayuda a prevenir los síntomas de sequedad (como la sequedad vaginal y cutánea, habitual en la menopausia) y la hinchazón (que puede aparecer con los cambios hormonales). En general, el agua lubrica nuestro cuerpo.

Aquí está la bandera roja: evita las aguas aromatizadas que se adquieren en tiendas o supermercados; casi siempre están cargadas de azúcar y aditivos artificiales. Ahora bien, si el agua sola no es tu pasión, prepárate tú misma una infusión con frutas, hierbas o verduras como pepinos cortados en rodajas. Además de ser rápido y fácil de hacer es una manera estupenda de tomarte estos alimentos.

## Alternativas al azúcar

La estevia y el eritritol (con o sin fruta de monje) son las únicas alternativas aceptables al azúcar de las que se sabe que no provocan picos de insulina o glucosa. Muchas mujeres me preguntan si el uso de estas alternativas al azúcar es adecuada durante el ayuno. Personalmente, no consumo nada dulce durante el ayuno, pero el jurado aún no ha decidido si afecta o no al ayuno. Algunos científicos creen que cuando los receptores dulces del tracto digestivo son estimulados por estas sustancias, se libera insulina, anulando algunos de los beneficios del ayuno.

El edulcorante Swerve es una conocida marca de mezcla de eritritol, disponible en formato granulado y molido.

## LA ALEGRÍA DEL CAMBIO

La dieta Galveston ha demostrado ser un programa extremadamente eficaz para solucionar los síntomas y enfermedades asociados a la mediana edad. Recientemente, me han conmovido las historias de superación de dos participantes del programa, Bonnie y Donna, las cuales presentaban problemas diversos de salud.

Bonnie, que empezó el programa en 2019, tenía hígado graso, diabetes, colesterol anormal y fibrilación auricular (también conocida como a-fib, que es un ritmo cardíaco irregular y a menudo muy rápido, o arritmia, que puede provocar coágulos de sangre en el corazón). Lo que ocurrió cuando ya estaba bien metida en el programa fue casi milagroso. «Mi salud mejoró drásticamente. Ya no tengo el hígado graso. Mis niveles de colesterol están dentro de los parámetros normales. Ya no soy diabética. No he tenido ningún episodio de fibrilación auricular en un año. He perdido 20 kilos desde que empecé el programa».

Su cardiólogo añadió: «La toma de control de [su] salud y su dieta han afectado directamente en [su] salud cardíaca». El médico de cabecera también comentó: «Con su cambio de dieta, ha esquivado algunas balas».

Donna, de 73 años, tomaba ocho medicamentos para diversas afecciones, como la hipertensión, la hiperglucemia y el colesterol alto. Después de empezar la dieta Galveston en febrero de 2020, informó: «Aunque la pérdida de peso no era mi objetivo inicial, perdí un total de 10 kilos y muchos centímetros. Pero de lo que estoy más orgullosa es que mi A1c [un indicador de diabetes] bajó de 7,2 a un 5,9 más normal. Mi presión arterial está dentro de los valores normales y mi colesterol total es de 135. Ahora sólo tomo dos medicamentos».

Estas historias constituyen la norma para los participantes en el programa, y no la excepción. Por lo tanto, debes comer ciertos alimentos de acuerdo con la dieta, no sólo porque te ayudarán a perder kilos y centímetros, sino también porque son saludables y sanadores y producirán resultados que transformarán tu vida.

Como he dicho en repetidas ocasiones, lo que comes cada día en la dieta Galveston tiene un impacto profundo y duradero en tu salud, peso y longevidad. Los alimentos son como pociones de algunos nutrientes impresionantes que, cuando se consumen, entran en tus células, mejorando su actividad y funcionalidad. Lo que le das a tus células a través de tus elecciones alimentarias puede hacer que tu cuerpo sea tan fuerte como para poder aumentar tus perspectivas de vivir una vida increíblemente larga y sana.

# Capítulo 8

# Organización general: Planes de comidas y listas de la compra

¡Bienvenida a los planes de alimentación de la dieta Galveston! Para iniciarte en esta nueva forma de alimentarte, a continuación encontrarás cuatro semanas de menús convencionales y dos semanas de menús vegetarianos (sin necesidad de conteo). Todas estas comidas incluyen raciones considerables de grasas saludables, proteínas magras y carbohidratos buenos en las cantidades adecuadas. Estas comidas también aportan fibra, magnesio, ácidos grasos omega-3, vitamina D y otros nutrientes importantes que favorecen la salud en la mediana edad. Cada comida está pensada en la cantidad justa para saciar el hambre y ayudarte a sentirte llena al terminar de comer. Las recetas de estos planes de comidas se incluyen en el capítulo 9.

Como verás en las páginas siguientes, los planes diarios incluyen dos comidas y dos tentempiés al día (que debes consumir dentro de tu ventana-horaria de comidas). Cada plan diario va seguido de un análisis de la cantidad de macronutrientes para que puedas comprender el equilibrio y llevar a cabo un seguimiento de cómo te acercarás a la cantidad recomendada de 70/20/10 cada día. Recuerda que en este programa no contarás calorías, sino que te centrarás en las cantidades de macronutrientes.

Cada semana de planes va seguida de una lista de la compra para que puedas planificar las comidas de la semana y comprar los alimentos que necesitarás. Las listas se basan en el uso de los planes de comidas tal como están escritos, pero, por supuesto, puedes adaptarlos a tus necesidades, a otras recetas que quieras incluir y al número de personas para el que vayas a cocinar.

Tener una lista de la compra detallada es fundamental para ceñirse al plan de comidas de la semana, especialmente durante estas primeras semanas en las que te estás acostumbrando a este nuevo estilo de alimentación. Saber qué comer, cuánto comer y cuándo comer, y tener a mano los ingredientes para preparar las comidas tal y como están diseñadas, es uno de los aspectos más importantes de este programa.

La clave de una buena preparación de comidas es tener unos pocos alimentos básicos que puedas preparar y cocinar con antelación, dividirlos en lotes y luego utilizarlos de muchas maneras diferentes durante la semana. Tómate ese tiempo extra para prepararte para la semana que tienes por delante, y tu recompensa llegará de la siguiente manera:

**Mejor nutrición.** Seguir un plan de comidas significa tener el control de la nutrición, los ingredientes y las raciones que se toman durante la semana. Esto ahorra tiempo y elimina muchas decisiones que, de otro modo, podrían poner en peligro tu cintura.

**Mejor metabolismo.** Estarás preparada a la hora de la merienda cuando te entre el hambre, porque tendrás algo nutritivo que te saciará, reducirá la inflamación y te ayudará a quemar grasa.

**Compras más inteligentes.** Planificar y preparar tus comidas te ahorrará dinero. Ahórrate los 15 euros que te gastas cada día de la semana en una ensalada para llevar recubierta de picatostes y empapada de algún aliño desconocido (a menudo con conservantes y productos químicos), y te ahorrarás 75 euros.

Invierte ese dinero en un masaje o tratamiento facial.

Para aprovechar al máximo los planes de comidas, prueba a seguir algunas de las sugerencias de preparación de comidas incluidas a continuación:

1. **Planifica con antelación.** Decide en qué comidas te centrarás durante la semana y cuántas necesitarás preparar. Haz una lista de lo que hay en tu frigorífico, congelador y despensa, y anota los productos básicos que te faltan.

2. **Elabora la lista de la compra antes de ir al supermercado.** Es aconsejable llevar la lista del mercado a la tienda, para saber exactamente lo que hay que comprar. Una vez allí, cíñete a los pasillos exteriores en la medida de lo posible, ya que es donde encontrarás los alimentos frescos, la fruta y la verdura. Abastécete también de productos básicos de la despensa, como aceites de oliva de distintos sabores, una variedad de frutos secos y semillas, y diversas especias y condimentos. Y no te olvides del mercado local de agricultores; es una gran fuente de frutas y verduras de temporada muy frescas. Pero si tienes poco tiempo, la mayoría de los mercados ofrecen una app con «lista de clics» o tienda *online,* donde puedes comprar tus artículos en casa y luego sólo tienes que recoger los paquetes o pedir que te los lleven a casa. De esta manera, evitas la cola de la caja.

3. **Lee las recetas de la semana.** Si tus conocimientos de cocina son básicos, empieza por las recetas más fáciles o las que sean similares a las que hayas preparado antes y te sientas segura de hacer. Luego, puedes ir introduciendo otras preparaciones menos conocidas, aprendiendo sobre la marcha y explorando nuevas combinaciones de sabores. Si no estás familiarizada con el uso de una parrilla al aire libre, opta por una sartén de asar en el fogón u otro método de cocción antes de intentar asar carne o verduras al aire libre.

4. **Asegúrate de que tus comidas sean variadas.** Si has planificado la base proteica de tu comida, introduce de vez en cuando diferentes verduras, frutas y grasas saludables para asegurarte de que estás ingiriendo micronutrientes variados. Opta por alimentos coloridos y «cómete el arcoíris».

5. **Ten a mano recipientes para guardar alimentos.** Los de cristal son siempre la mejor opción para llevar la comida de la nevera al microondas, pero los de plástico pueden ser más prácticos para guardar la comida en la fiambrera.

   Piensa también en el envasado de tus tentempiés. Las bolsas de plástico con cremallera son ideales para los alimentos pequeños, como los frutos secos y las semillas.

6. **Usa la eficiencia sin sacrificar la calidad.** En tus compras de alimentos, abastécete de verduras congeladas cuando estén de oferta, y piensa en la posibilidad de gastarte unos céntimos de más en verduras precortadas para ahorrarte tiempo en la preparación y comprar proteínas magras ya recortadas o precocinadas para mayor comodidad. Pero lee siempre las etiquetas o pregunta qué ingredientes se han utilizado en la preparación de los alimentos preparados.

7. **Aligera el ambiente.** Cuando estés preparando o cocinando tus platos, escucha tu pódcast, audiolibro o banda sonora favorita, o guarda tu programa de televisión favorito para verlo mientras estás en la cocina.

Las comidas no siempre se preparan en el momento; pueden prepararse y cocinarse de diversas maneras. Explora estos dos estilos de preparación de comidas:

**Comidas precocinadas.** Se trata de comidas completas cocinadas con horas de antelación, refrigeradas y recalentadas en el momento de comerlas. Se trata de un método muy útil para preparar la cena, sobre todo cuando se trata de alimentar a una familia.

**Cocina por lotes.** Haz un lote grande de una receta y luego divídelo en raciones individuales y congélalas para utilizarlas en el futuro. Por ejemplo, si preparas una olla de chili, aparta una o dos raciones y guárdalas en la nevera, luego divide el resto en raciones individuales, colócalas en recipientes de almacenamiento, etiquétalas con la fecha y congélalas para disfrutarlas en el futuro.

**Porciones individuales.** Prepara una receta y guárdala en porciones individuales que puedas sacar del frigorífico y calentar rápidamente o disfrutar en frío. Es una opción estupenda para el desayuno.

## Los menús convencionales: Semana 1

Nota: Encontrarás todas las recetas de los menús semanales en el apéndice «Recetas de las comidas 1 y 2».

### DÍA 1

**Comida 1: *Parfait* Mary Claire**
   Aperitivo: Palitos de apio con mantequilla de almendras
**Comida 2: Pastel de carne con puré de coliflor**
   Merienda: Nueces y chocolate negro
   Macros: Grasas: 70 %, proteínas: 20 %, carbohidratos netos: 10 %, fibra: 23 g

### DÍA 2

**Comida 1: Huevos revueltos**
   Aperitivo: Bocaditos caprese
**Comida 2: Ensalada de pollo a la parrilla**
   Merienda: Pudín de chía
   Macros: Grasas: 71 %, proteínas: 21 %, carbohidratos netos: 8 %, fibra: 29 g

**Comida 1: Pastel de carne con puré de coliflor (del día 1)**
Aperitivo: Crujientes de aguacate
**Comida 2: Salmón al horno con calabaza de verano a la parrilla**
Merienda: Pudín de chía
Macros: Grasas: 70 %, proteínas: 23 %, carbohidratos netos: 7 %,
fibra: 24 g

**Comida 1: *Parfait* Mary Claire**
Aperitivo: Guacamole fácil con tiras de pimiento morrón
**Comida 2: Ensalada de pollo a la plancha (del día 2)**
Merienda: Frambuesas con nueces
Macros: Grasas: 70 %, proteínas: 21 %, carbohidratos netos: 9 %,
fibra: 31 g

**Comida 1: Ensalada de atún sobre ensalada de guarnición**
Aperitivo: Guacamole fácil (del día 4) con zanahorias pequeñas
**Comida 2: Salmón al horno con calabaza de verano a la parrilla
(del día 3)**
Merienda: *Muffin* de frambuesa y linaza
Macros: Grasas: 74 %, proteínas: 18 %, carbohidratos netos: 8 %,
fibra: 32 g

**Comida 1: Ensalada de atún sobre ensalada de guarnición**
Aperitivo: Zanahorias y apio con semillas de lino y mantequilla de almendras
**Comida 2: Ensalada de tacos de pollo**
Merienda: *Muffin* de frambuesa y linaza
Macros: Grasas: 73 %, proteínas: 19 %, carbohidratos netos: 8 %, fibra: 25 g

## DÍA 7

**Comida 1: Huevos revueltos**
Aperitivo: Bocaditos Caprese
**Comida 2: Pastel de carne con puré de coliflor (del día 1)**
Merienda: Nueces con bayas y coco
Macros: Grasas: 66 %, proteínas: 17 %, carbohidratos netos: 15 %, fibra: 25 g

## Directrices generales para el uso de las listas de la compra

Cuando vayas a comprar los alimentos para tu primera semana de la dieta Galveston, posiblemente quieras hacer una compra general para la despensa así como de otros alimentos básicos que utilizarás durante todo el programa. Consulta la siguiente lista de alimentos básicos que utilizarás con frecuencia cuando sigas la dieta Galveston. Luego, sigue las listas de la compra semanales para los alimentos frescos y otros más específicos que necesitarás cada semana.

Las cantidades de alimentos incluidas en la lista de la compra de cada semana son las que más se aproximan a la cantidad que necesitarás para las recetas de esa semana. Siempre que ha sido posible, he redondeado la cantidad a un tamaño de mercado, pero a menudo indico la real necesaria para que puedas asegurarte de que tienes la cantidad correcta.

Además, las cantidades indicadas se refieren al número de raciones indicado en las recetas. Se supone que cocinas principalmente para ti, por lo que cuando el número de raciones es mayor significa que comerás esa receta más de una vez esa la semana. Pero si también cocinas para otras personas, tendrás que aumentar tus compras (o repetir la elaboración del plato) conforme al mayor número de raciones que necesitas. Observa detenidamente el número de raciones de las recetas y elabora tu lista de la compra en función de esas comidas. Recuerda que las listas de la compra son una orientación general sobre lo que necesitarás durante la semana; puede que tengas a mano ingredientes de una semana anterior o que decidas no hacer una receta concreta.

## Básicos en la despensa

### Especias, condimentos y aderezos

- ☐ Ajo en polvo
- ☐ Canela molida
- ☐ Cebolla en polvo
- ☐ Comino molido
- ☐ Condimento italiano
- ☐ Cúrcuma molida
- ☐ Curry en polvo
- ☐ Condimento «everything bagel»
- ☐ Chili en polvo
- ☐ Extracto de almendra
- ☐ Extracto de vainilla
- ☐ Mezcla de especias para tarta de calabaza
- ☐ Mostaza molida a la piedra

- ☐ Nuez moscada molida
- ☐ Orégano seco
- ☐ Pasta de vainilla
- ☐ Pimienta blanca molida
- ☐ Pimienta de Cayena
- ☐ Pimienta negra molida
- ☐ Pimienta roja en copos
- ☐ Pimentón ahumado y dulce
- ☐ Sal de ajo
- ☐ Sal: kosher, sal marina y sal de mesa

## Aceites y grasas

☐ Aceite de aguacate

☐ Aceite de coco

☐ Aceite de oliva

☐ Aceite de sésamo tostado

☐ Aderezo ranchero

☐ Ghee (mantequilla clarificada)

☐ Mantequilla: con y sin sal

☐ Mayonesa: normal (sin azúcar añadido), mayonesa de aceite de aguacate, mayonesa de aceite de oliva

## Frutos de cáscara y semillas

☐ Almendras: laminadas y enteras y mitades

☐ Cacahuetes: tostados y salados

☐ Copos de coco sin azúcar

☐ Linaza molida

☐ Mezcla de frutos secos

☐ Nueces pecanas

☐ Nueces

☐ Nueces de macadamia: enteras

☐ Semillas de calabaza

☐ Semillas de cáñamo

☐ Semillas de chía

☐ Semillas de girasol

☐ Semillas de sésamo: blancas y negras

## Condimentos

☐ Mostaza marrón picante

☐ Salsa barbacoa Primal Kitchen

☐ Sriracha u otra salsa picante

☐ Tamari o salsa de soja

## Varios

☐ Cacao en polvo

☐ Cacao en polvo sin azúcar

☐ Colágeno en polvo

☐ Edulcorantes: estevia, fruta de monje (con o sin eritritol), Swerve

☐ Harina de almendras

☐ Harina de avena

☐ Harina de coco

☐ Leche de coco sin azúcar

☐ Mantequilla de almendra, sin azúcar

☐ Mantequilla de cacahuete sin azúcar añadido

☐ Mantequilla de manzana

☐ MCT en polvo

☐ Miel

☐ Polvo de hornear

☐ Sirope de arce

☐ Vinagre de vino tinto, de vino de arroz, balsámico, de sidra de manzana

# Lista de la compra de la semana 1

Nota: Las cantidades indicadas aquí corresponden a las que necesitas para las recetas de la semana; no siempre son indicativas de las cantidades en las que se venden habitualmente.

**Proteínas**
Atún, 2 latas (56 gramos), al natural
Bolas de mozzarella de leche entera, 1 paquete (226 gramos)
Carne picada, magra, alimentada con pasto, 680 gramos
Huevos, 7 grandes
Pechugas de pollo, deshuesadas y sin piel, 450 gramos
Pollo precocinado, 1 pechuga (unos 225 gramos)
Salmón, filete de 1 kilo y medio
Yogur, griego natural desnatado (como Fage), 1 envase (453 gramos)

**Verduras**
Apio, 1 tallo
Cabeza de ajo, 1
Calabaza de verano, 1 amarilla mediana
Calabacín, 1 mediano
Cebolla, 1 mediana blanca o amarilla
Cebolla, 1 roja mediana
Coliflor, 1 grande
Espinacas, 1 bolsa (283 gramos)
Lechuga romana, 1
Mezcla de verduras para ensalada, 1 bolsa
Surtido de verduras crudas para mojar
Tomate, 1 Roma grande (ciruela)
Tomates, de 1 a 2 redondos maduros
Tomates cherri, 2 tazas
Zanahorias, 2 medianas
Zanahorias baby, paquete pequeño (283 gramos)

**Hierbas frescas**
Albahaca
Cilantro
Perejil

**Frutas**
Aguacates, 4 medianos
Arándanos, 250 gramos
Frambuesas, 250 gramos
Fresas, 500 gramos
Limones, 6 medianos

**Varios**
*(Pequeños envases/paquetes de cada uno)*
Chips de chocolate negro sin azúcar
Leche de coco sin azúcar
Nata espesa
Nata agria
Queso parmesano rallado
Salsa de tomate, enlatada o en frasco, sin azúcar añadido

## Semana 2

### DÍA 1

**Comida 1: Bisque de tomate asado**
    Aperitivo: Bocaditos de pepino «everything bagel»
**Comida 2: Pizzas Portobello**
    Merienda: Batido de tarta de arándanos
    Macros: Grasas: 72 %, proteínas: 16 %, carbohidratos netos: 12 %, fibra: 28 g

**Comida 1: Ensalada TGD cobb**
Aperitivo: Arándanos frescos
**Comida 2: Minihamburguesas de lechuga con queso**
Merienda: Bocaditos de manzana, chocolate y canela
Macros: Grasas: 66 %, proteínas: 24 %, carbohidratos netos: 10 %, fibra: 21 g

**Comida 1: Bisque de tomate asado (del día 1)**
Aperitivo: Bocaditos de manzana, chocolate y canela (del día 2)
**Comida 2: Ensalada TGD cobb (del día 2)**
Merienda: Bayas tropicales
Macros: Grasas: 70 %, proteínas: 23 %, carbohidratos netos: 7 %, fibra: 24 g

**Comida 1: *Wrap* de pollo y BLT (beicon, lechuga y tomate)**
Aperitivo: Salsa de judías blancas a las finas hierbas con rodajas de pepino
**Comida 2: Minihamburguesas de lechuga con queso (del día 2)**
Merienda: Bocaditos de manzana, chocolate y canela
Macros: Grasas: 70 %, proteínas: 19 %, carbohidratos netos: 11 %, fibra: 21 g

**Comida 1: Pizzas Portobello**
Aperitivo: Yogur de chocolate y mantequilla de cacahuete
**Comida 2: *Wrap* de pollo y BLT (del día 4)**
Merienda: Manzana y mezcla de frutos secos
Macros: Grasas: 67 %, proteínas: 20 %, carbohidratos netos: 13 %,
fibra: 25 g

**Comida 1: Tostada de aguacate «Food for life»**
Aperitivo: Salsa de judías blancas a las finas hierbas (del día 4) con
rodajas de pepino
**Comida 2: Cerdo al sésamo y jengibre con judías verdes**
Merienda: Pudin de coco y nueces con chía
Macros: Grasas: 68 %, proteínas: 18 %, carbohidratos netos: 14 %,
fibra: 34 g

**Comida 1: Cerdo al sésamo y jengibre con judías verdes (del día 6)**
Aperitivo: Queso y nueces
**Comida 2: Gambas a la plancha con bocaditos de tomate asado**
Merienda: *Mugcake* de chocolate con cacahuetes
Macros: Grasas: 74 %, proteínas: 20 %, carbohidratos netos: 6 %,
fibra: 27 g

# Lista de la compra de la semana 2

**Proteínas**
Beicon de pavo, 453 gramos
Carne de vaca magra, picada, alimentada 90 % con pasto, 170 gramos
Gambas grandes, 453 gramos
Huevos, 1 docena, grandes
Lomo de cerdo deshuesado, 1 pieza (226 gramos)
Pechuga de pollo sin piel y deshuesada, 1 (170 gramos)
Pollo asado, 1 o 2 pechugas (340 gramos)
Yogur natural desnatado griego, 1 envase (150 gramos)

**Verduras**
Ajo, 10 dientes (1 cabeza)
Cebolla, 1 roja mediana
Cebolla, 1 mediana blanca o amarilla
Champiñones, cabezas de portobello, 8
Espinacas, 1 bolsa (280 gramos)
Judías cannellini, 2 latas (425 gramos)
Judías verdes frescas, 226 gramos
Lechuga romana, 1 grande
Pepinillos al eneldo, 1 tarro (510 gramos)
Pepinos, 2 medianos
Tomates, de 1 a 2, redondos maduros
Tomates cherri, 500 gramos
Tomates Roma (ciruela), 8 medianos
Tomates uva, 500 gramos

**Hierbas frescas**
Albahaca
Eneldo
Jengibre
Perejil

**Frutas**

Aguacates, 3 medianos
Arándanos, 250 gramos
Frambuesas, 250 gramos
Limones, 2 medianos
Manzana, 1

**Varios**

Caldo de pollo, 1 tetrabrik (500 gramos)
Chispas de chocolate negro sin azúcar, 28 gramos
Leche de coco, sin azúcar y entera, 1 lata (425 gramos)
Palitos de queso, paquete pequeño
Pan de grano germinado (como Food For Life)
Queso crema, 1 paquete (113 gramos)
Queso cheddar rallado, 1 paquete (255 gramos)
Queso mozzarella rallado, 1 paquete (56 gramos, aproximadamente ½ taza)
Queso parmesano rallado, 1 paquete (28 gramos, aproximadamente ¼ de taza)

## Semana 3

### DÍA 1

**Comida 1: Pimientos rellenos de pavo y arroz de coliflor**
Aperitivo: Aceitunas, garbanzos y verduras marinadas con tomillo y eneldo
**Comida 2: Gambas y espárragos**
Merienda: Aguacate Aloha
Macros: Grasas: 69 %, proteínas: 20 %, carbohidratos netos: 11 %, fibra: 25 g

**Comida 1: Gambas y espárragos (del día 1)**
Aperitivo: Aguacate Aloha (del día 1)
**Comida 2: Ensalada de solomillo, espinacas y queso azul con pecanas**
Merienda: Aceitunas, garbanzos y verduras marinadas con tomillo y eneldo (del día 1)
Macros: Grasas: 71 %, proteínas: 19 %, carbohidratos netos: 10 %, fibra: 26 g

**Comida 1: Pimientos rellenos de pavo y arroz de coliflor (del día 1)**
Aperitivo: Trozos de manzana
**Comida 2: Filete a la plancha con crema de espinacas y champiñones**
Merienda: Rodajas de verduras con salsa de mayonesa italiana
Macros: Grasas: 65 %, proteínas: 22 %, carbohidratos netos: 13 %, fibra: 22 g

**Comida 1: Ensalada de solomillo, espinacas y queso azul con pecanas (del día 2)**
Aperitivo: Aceitunas, garbanzos y verduras marinadas con tomillo y eneldo (del día 1)
**Comida 2: Pimientos rellenos de pavo y arroz de coliflor (del día 1)**
Merienda: Aguacate Aloha (del día 1)
Macros: Grasas: 70 %, proteínas: 21 %, carbohidratos netos: 9 %, fibra: 24 g

**Comida 1: Pimientos rellenos de pavo y arroz de coliflor (del día 1)**
Aperitivo: Aguacate Aloha (del día 1)
**Comida 2: Pollo al horno con brócoli y queso, más 2 cucharadas de linaza molida**
Merienda: Bol de frutas frescas
Macros: Grasas: 69 %, proteínas: 24 %, carbohidratos netos: 7 %, fibra: 25 g

**Comida 1: Tortilla de requesón**
Aperitivo: Rodajas de verduras con salsa de mayonesa italiana (del día 3)
**Comida 2: Pollo al horno con brócoli y queso (del día 5), más 2 cucharadas de linaza molida y guarnición**
Ensalada
Merienda: Batido de bayas mixtas
Macros: Grasas: 66 %, proteínas: 22 %, carbohidratos netos: 13 %, fibra: 27 g

**Comida 1: Huevos escalfados con croquetas de col y medio aguacate**
Aperitivo: *Parfait* de Mary Claire mezclado con un batido
**Comida 2: Ensalada de atún sobre ensalada mixta**
Merienda: Salsa de requesón con hierbas y pepino
Macros: Grasas: 68 %, proteínas: 20 %, carbohidratos netos: 12 %, fibra: 25 g

# Lista de la compra de la semana 3

## Proteínas
Atún al natural, 1 lata (56 gramos)
Carne, 4 filetes pequeños de solomillo deshuesados (85 gramos cada uno)
Gambas, cualquier tamaño, 450 gramos
Huevos, 2 medianos, 2 grandes
Pavo magro picado, 680 gramos
Pollo precocinado, 2 pechugas (aproximadamente 450 gramos)
Requesón bajo en grasa, 1 envase (113 gramos)
Solomillo de ternera deshuesado, 324 gramos
Yogur natural desnatado griego, 1 envase (150 gramos)

## Verduras
Ajo, 6 dientes
Arroz de coliflor, 1 paquete de 453 gramos (2 tazas)
Apio, 1 o 2 tallos
Brócoli, 1 grande (para unas 4 tazas de ramilletes)
Cebolla, 1 mediana blanca o amarilla
Champiñones, portobello o botón, 453 gramos (aproximadamente 2 tazas)
Ensalada mixta, 1 paquete (283 gramos, unas 3 tazas)
Espárragos, 680 gramos
Espinacas, 1 paquete (283 gramos, aproximadamente 3 tazas y media)
Espinacas tiernas, 1 paquete (453 gramos, unas 4 tazas)
Garbanzos, 1 lata (425 gramos)
Pepinos, 4 grandes y 1 pequeño
Pimientos rojos, 4
Rábanos, 8
Repollo picado, 1 paquete (340 gramos, aproximadamente 2 tazas)
Tomate, 1 redondo maduro
Zanahorias, 5 medianas

**Hierbas frescas**
Albahaca
Cilantro
Eneldo
Tomillo

**Frutas**
Aguacates, 2 medianos
Arándanos, 250 gramos
Frambuesas, 250 gramos
Fresas, 550 gramos
Limones, de 2 a 3 medianos
Manzana, 1 pequeña
Moras, 250 gramos

**Varios**
Aceitunas, 453 gramos (2 tazas)
Leche entera, 550 mililitros
Nata espesa, 250 gramos
Nata agria, 1 envase (226 gramos)
Queso azul desmenuzado, paquete pequeño (43 gramos)
Queso cheddar rallado, paquete grande (680 gramos)
Queso parmesano rallado, paquete pequeño (¼ de taza)


## Semana 4

DÍA 1

**Comida 1: Tortitas de calabaza**
Aperitivo: Ensalada de pepino, tomate y queso feta
**Comida 2: Espaguetis de calabaza con pavo, beicon, espinacas y queso de cabra**
Merienda: *Wraps* de lechuga con pavo y mayonesa
Macros: Grasas: 66%, proteínas: 22%, carbohidratos netos: 12%, fibra: 25 g

**Comida 1: Espaguetis de calabaza con pavo, beicon y espinacas, y queso de cabra (del día 1)**
Aperitivo: Huevos rellenos
**Comida 2: Hamburguesas de salmón BLT**
Merienda: Chips crujientes de col rizada con nueces
Macros: Grasas: 67 %, proteínas: 25 %, carbohidratos netos: 8 %, fibra: 28 g

**Comida 1: Tortitas de calabaza (del día 1)**
Aperitivo: *Wraps* de lechuga con pavo y mayonesa (del día 1)
**Comida 2: Espaguetis de calabaza con pavo, beicon y espinacas, y queso de cabra (del día 1)**
Merienda: Fresas con crema de chía
Macros: Grasas: 67 %, proteínas: 21 %, carbohidratos netos: 12 %, fibra: 27 g

**Comida 1: Tortitas de calabaza (del día 1)**
Aperitivo: Queso y nueces
**Comida 2: Pollo al limón con alcaparras**
Merienda: ¼ taza de arándanos frescos
Macros: Grasas: 69 %, proteínas: 21 %, carbohidratos netos: 10 %, fibra: 25 g

## DÍA 5

**Comida 1: Espaguetis de calabaza con pavo, beicon y espinacas, y queso de cabra (del día 1)**
Aperitivo: Batido de frambuesas y almendras
**Comida 2: Calabaza y pollo al curry con arroz de coliflor**
Merienda: Salsa cremosa de aguacate con palitos de verduras
Macros: Grasas: 67%, proteínas: 20%, carbohidratos netos: 13%, fibra: 30 g

## DÍA 6

**Comida 1: Calabaza y pollo al curry con arroz de coliflor (del día 5)**
Aperitivo: Copa de batido de mantequilla de cacahuete
**Comida 2: Pollo al limón con alcaparras y brócoli al vapor aliñado con 1 cucharada de aceite de oliva y 1 cucharada de linaza molida**
Merienda: Nueces especiadas
Macros: Grasas: 66%, proteínas: 22%, carbohidratos netos: 13%, fibra: 27 g

## DÍA 7

**Comida 1: Batido de chocolate y fresas**
Aperitivo: Salsa cremosa de aguacate con 10 judías verdes
**Comida 2: Ensalada de huevo y verduras**
Merienda: Rollitos de pavo al natural
Macros: Grasas: 69%, proteínas: 20%, carbohidratos netos: 11%, fibra: 31 g

# Lista de la compra de la semana 4

**Proteínas**
Beicon de pavo, 12 lonchas
Beicon sin curar, 6 lonchas
Huevos, 6 grandes
Pavo magro picado, 453 gramos
Pavo en lonchas, 56 gramos
Pechuga de pollo deshuesada y pelada, 1 (113 gramos)
Pechugas de pollo precocinadas, 453 gramos
Salmón, 1 filete (226 gramos)
Yogur natural desnatado griego, 1 envase (150 gramos)

**Verduras**
Arroz de coliflor, 1 paquete (aproximadamente 1 taza)
Brócoli, 1 (para unas 4 tazas de ramilletes)
Calabazas espagueti, 2 medianas
Cebolla, 1 roja mediana
Col rizada, 1 manojo grande
Dientes de ajo, 2
Espinacas tiernas, 1 paquete de 453 gramos (unas 4 tazas)
Judías verdes, 113 gramos (10 judías individuales)
Lechuga, trocadero u otra, 1 pequeña
Pepinos, 2 medianos
Pimiento rojo, 1
Pimiento verde, 1
Puré de calabaza, 1 lata (435 gramos, unas 2 tazas)
Tomates, 2 redondos maduros
Tomates cherri, 550 gramos

**Hierbas frescas**
Albahaca
Albahaca tailandesa
Cebollino
Cilantro

**Frutas**

Aguacates, 3 medianos

Frambuesas, 250 gramos

Fresas, 550 gramos

Limones, 2 medianos

**Varios**

Palitos de queso, 1 paquete pequeño

Queso cheddar rallado, paquete pequeño (aproximadamente 1 taza)

Queso feta desmenuzado, paquete pequeño (aproximadamente 38 gramos)

Queso de cabra, 1 paquete (113 gramos)

Queso suizo, 1 trozo (56 gramos)

Nata espesa, 550 gramos

Nata agria, 1 envase (226 gramos)

Aceitunas variadas, 226 gramos (aproximadamente ¼ de taza)

## Los menús vegetarianos: Semana 1

DÍA 1

**Comida 1: Tortitas de linaza**

Aperitivo: Barrita vegana

**Comida 2: Tofu en salsa de cacahuetes**

Merienda: *Parfait* de yogur vegano con 2 cucharadas de copos de coco sin azúcar

Macros: Grasas: 66 %, proteínas: 18 %, carbohidratos netos: 16 %, fibra: 33 g

DÍA 2

**Comida 1: Tofu en salsa de cacahuetes (del día 1)**

Aperitivo: Frutos secos con queso

**Comida 2: Tempe a la barbacoa, verduras y arroz de coliflor**

Merienda: Barrita vegana (del día 1)

Macros: Grasas: 71 %, proteínas: 19 %, carbohidratos netos: 10 %, fibra: 31 g

<br>

### DÍA 3

**Comida 1: Tortitas de linaza (del día 1)**

Aperitivo: Pudin de chía con mantequilla de cacahuete y chocolate

**Comida 2: Stroganoff de champiñones en olla de cocción lenta con cremoso de arroz de coliflor al ajillo**

Merienda: Batido vegano de rollos de canela

Macros: Grasas: 65 %, proteínas: 20 %, carbohidratos netos: 15 %, fibra: 49 g

<br>

### DÍA 4

**Comida 1: Stroganoff de champiñones en olla de cocción lenta con crema de arroz de coliflor al ajillo (del día 3)**

Aperitivo: Tortitas de linaza (del día 1)

**Comida 2: Tofu en salsa de cacahuete (del día 1)**

Merienda: Pudín de chía

Macros: Grasas: 69 %, proteínas: 14 %, carbohidratos netos: 17 %, fibra: 31 g

<br>

### DÍA 5

**Comida 1: Tempe a la barbacoa, verduras y arroz de coliflor (del día 2)**

Aperitivo: Pudín de chía (del día 4)

**Comida 2: Tofu en salsa de cacahuete (del día 1)**

Merienda: Almendras con chocolate y moca y queso en tiras

Macros: Grasas: 67 %, proteínas: 18 %, carbohidratos netos: 15 %, fibra: 28 g

**Comida 1: Tortitas de linaza (del día 1)**

Aperitivo: Pudin de chía con mantequilla de cacahuete y chocolate (del día 3)

**Comida 2: Tempe a la barbacoa, verduras y arroz de coliflor (del día 2)**

Merienda: Barrita vegana (del día 1)

Macros: Grasas: 67 %, proteínas: 17 %, carbohidratos netos: 16 %, fibra: 43 g

**Comida 1: Tempe a la barbacoa, verduras y arroz de coliflor (del día 2)**

Aperitivo: Barrita vegana (del día 1)

**Comida 2: Stroganoff de champiñones en olla de cocción lenta con crema y arroz de coliflor al ajillo (del día 3)**

Merienda: *Parfait* de yogur vegano

Macros: Grasas: 71 %, proteínas: 16 %, carbohidratos netos: 13 %, fibra: 25 g

# Lista de la compra para la semana vegetariana 1

**Proteínas**

Huevos, 4 grandes

Tempe, 1 paquete (453 gramos)

Tofu firme, 1 paquete (113 gramos, 1 taza y ⅜)

Yogur natural desnatado griego, 1 envase (150 gramos)

Yogur, leche de almendras natural sin azúcar, 1 envase (150 gramos)

**Verduras**

Brocolini, 340 gramos (aproximadamente 2 tazas y ¼)

Cebolla, 2 medianas amarillas

Coliflor, 1 pequeña
Col rizada picada, 1 paquete de 453 gramos (unas 6 tazas)
Champiñones botón, 2 paquetes (283 gramos, aproximadamente
5 tazas)
Dientes de ajo, 9

**Hierbas frescas**
Jengibre
Perejil de hoja plana

**Frutas**
Arándanos, 250 gramos
Limones, 2 medianos

**Varios**
Arándanos congelados, 1 paquete de 283 gramos (2 tazas)
Caldo vegetal, en lata o frasco, 1 (425 gramos, aproximadamente
2 tazas)
Proteína en polvo de vainilla, 1 tarro (como KOS Organic Plant)
Queso redondo, Babybel Zumo de naranja, 113 gramos
Queso parmesano rallado, paquete pequeño (aproximadamente
½ taza)

## Semana vegetariana 2

DÍA 1

**Comida 1: Ensalada para el desayuno**
  Aperitivo: Rodajas de pera y salsa de queso ricotta
**Comida 2: Tofu tostado con ensalada de brócoli y sésamo**
  Merienda: 1 ración de salsa de judías blancas a las finas hierbas con
  ½ taza de guisantes dulces, ½ taza de rábanos en rodajas, 1 taza de
  ramilletes de brócoli, 1 taza de ramilletes de coliflor
  Macros: Grasas: 68 %, proteínas: 16 %, carbohidratos netos: 16 %, fi-
  bra: 27 g

## DÍA 2

**Comida 1: Ensalada de tomates y guisantes con queso ricotta para untar con 1 cucharada de linaza molida**
Aperitivo: Huevo duro con aguacate
**Comida 2: Tofu tostado con ensalada de brócoli y sésamo (del día 1)**
Merienda: Copa de batido de mantequilla de cacahuete-moca
Macros: Grasas: 74 %, proteínas: 14 %, carbohidratos netos: 12 %, fibra: 30 g

## DÍA 3

**Comida 1: Tofu tostado con ensalada de brócoli y sésamo (del día 1)**
Aperitivo: 1 ración de salsa de judías blancas a las finas hierbas (del día 1) con 1/2 taza de guisantes dulces, ½ taza de rábanos en rodajas, 1 taza de ramilletes de brócoli y 1 taza de ramilletes de coliflor
**Comida 2: Bol de edamame picante con salsa cremosa de chile**
Merienda: Batido verde de mantequilla de almendras
Macros: Grasas: 63 %, proteínas: 20 %, carbohidratos netos: 17 %, fibra: 35 g

## DÍA 4

**Comida 1: Ensalada de desayuno (del día 1)**
Aperitivo: Tofu tostado con ensalada de brócoli y sésamo (del día 1)
**Comida 2: Bol de edamame picante con salsa cremosa de chile (del día 3)**
Merienda: «Nice cream» de chocolate y plátano
Macros: Grasas: 71 %, proteínas: 15 %, carbohidratos netos: 14 %, fibra: 32 g

## DÍA 5

**Comida 1: Bol de edamame picante con salsa cremosa de chile (del día 3)**

Aperitivo: Ensalada de tomates uva y guisantes con ricotta para untar (del día 2)

**Comida 2: Enchiladas vegetarianas de queso con tortillas sin cereales**

Merienda: Ensalada de puré de edamame

Macros: Grasas: 72 %, proteínas: 15 %, carbohidratos netos: 13 %, fibra: 25 g

## DÍA 6

**Comida 1: Ensalada proteica vegana**

Aperitivo: Huevo duro con aguacate

**Comida 2: Bol de edamame picante con salsa cremosa de chile (del día 3)**

Merienda: ½ taza de fresas frescas cortadas por la mitad y un envase de 150 gramos de yogur griego natural con leche de almendras

Macros: Grassa: 67 %, proteínas: 18 %, carbohidratos netos: 15 %, fibra: 30 g

## DÍA 7

**Comida 1: Enchiladas vegetarianas de queso con tortita sin cereales (del día 5)**

Aperitivo: Ensalada de puré de edamame (del día 5)

**Comida 2: Ensalada proteica vegana (del día 6)**

Merienda: «Nice cream» de chocolate y plátano (del día 4)

Macros: Grasas: 65 %, proteínas: 17 %, carbohidratos netos: 19 %, fibra: 38 g

# Lista de la compra para la semana vegetariana 2

## Proteínas

Huevos, 10

Tempe, 1 paquete (453 gramos)

Tofu extra firme, 1 paquete (340 gramos)

Tofu medio o firme, 1 paquete (283 gramos)

Yogur natural desnatado griego, 1 envase (150 gramos)

Yogur natural de leche de almendras sin azúcar estilo griego, 1 envase
(150 gramos)

## Verduras

Calabacín, 1 mediano

Cebollas, 1 a 2 medianas blancas o amarillas y 1 roja mediana

Cebolletas, 6

Col lombarda rallada, paquete pequeño (aproximadamente 1 taza)

Dientes de ajo, 7

Ensalada de brócoli, 1 bolsa (396 gramos)

Ensalada de col, 1 bolsa (396 gramos)

Espinacas picadas, 1 paquete de 283 gramos (unas 6 tazas)

Espinacas tiernas, 1 paquete pequeño (aproximadamente 1 taza)

Lechuga romana, 1

Pimiento, cualquier tipo, 1

Rúcula, 28 gramos (aproximadamente 1 taza)

Tomates cherri, 550 gramos

Tomates uva, 550 gramos

Verduras variadas: guisantes, rábanos, ramilletes de brócoli, ramilletes
de coliflor

## Hierbas frescas

Cilantro

Eneldo

Jengibre

Menta

**Frutas**

Aguacates, 4 medianos

Arándanos, 250 gramos

Fresas, 550 gramos

Limas, 2 medianas

Limones, 2 medianos

Pera, 1 firme

Plátanos, 2 maduros

**Varios**

Caldo vegetal, 1 lata o paquete (226 gramos aproximadamente 1 taza)

Edamame congelado, 1 paquete (283 gramos)

Judías cannellini, 1 lata (425 gramos, aproximadamente ½ taza)

Nibs de cacao, paquete pequeño (unas 3 cucharadas)

Queso cheddar rallado, 1 paquete grande (1 taza y media)

Ricotta, 1 recipiente (425 gramos, aproximadamente 1 taza y media)

Salsa de tomate, sin azúcar añadido, 1 lata o tarro (425 gramos, aproximadamente 1 taza y media)

## Prepara tú misma los planes de comida

¿No quieres seguir exactamente los planes de comidas? No hay problema; es fácil crear tus propios menús. A continuación, te indico algunos ejemplos.

### Comida 1

**Ensalada para el almuerzo.** Para la comida 1, normalmente hacia el mediodía, es buena idea tomar una gran ensalada verde mixta con una proteína de calidad como salmón, pollo o huevos. Si eres vegana o vegetariana, prepara la ensalada con garbanzos u otra legumbre. Espolvorea algunos frutos secos o semillas por encima y añade algunas rodajas de aguacate. Adereza la ensalada con zumo de un limón o un poco de vinagre mezclado con aceite de oliva o de aguacate y hierbas aromáticas.

Una ensalada en tu comida principal es una manera muy fácil de suministrar tu 70 % de grasas saludables con el aceite de oliva, el aguacate, los frutos secos y las semillas.

***Wrap* de lechuga.** Prepara un *wrap* de lechuga relleno de ensalada de atún o de huevo, o de hummus y verduras. Un tomate relleno de estos alimentos también está genial. La comida 1 puede ser incluso un *brunch* con huevos revueltos, beicon sin nitratos y verduras salteadas. Tu objetivo principal es obtener el combustible adecuado y equilibrado, ¡que incluya mucha grasa saludable!

Para beber, en las comidas y los tentempiés, toma más agua, infusiones o café. (Eso sí, cuidado con la cafeína, porque puede empeorar los sofocos).

## Comida 2

**Proteína + verdura + almidón.** Elige una proteína, una verdura sin almidón e incluso una verdura con almidón, como un boniato, para una comida completa.

Unas buenas verduras sin almidón son los espárragos, el brócoli, las coles de Bruselas, la coliflor y el arroz de coliflor. Para las verduras con almidón, elige boniatos, calabaza de invierno y patatas.

**Salteado + ensalada + patata.** Prueba un salteado de pollo y verduras servido sobre arroz de coliflor. Para añadir más grasa a la mezcla, cocina el salteado en una grasa de alta calidad como el aceite de aguacate. Para hacerlo más sencillo, utiliza 113 gramos de filete magro (u otra proteína), una ensalada con aliño de vinagreta y una pequeña patata asada con mantequilla y nata agria.

**Comida vegetariana.** Si buscas una opción vegetariana, saltea unos fideos de calabacín con pesto o simplemente aceite de oliva y hierbas, y cúbrelos con queso parmesano rallado.

## En resumen

La base de todas las comidas son proteínas, verduras, ensaladas y grasas combinadas para proporcionar el equilibrio justo de nutrientes que controlarán tus hormonas y tu metabolismo.

Recuerda que en este programa puedes disfrutar de dos tentempiés al día. Elige tentempiés que sean alimentos integrales y no procesados siempre que sea posible. Además de los frutos secos, otra opción para calmar el hambre entre las comidas son los palitos de queso, yogur, aceitunas, pepinillos en vinagre, verduras crudas, huevos duros, bayas frescas o cecina sin curar.

Probablemente te habrás dado cuenta de que todas estas comidas son ricas en grasas saludables, una cantidad moderada de proteínas de calidad, porciones generosas de carbohidratos sin almidón y algunos carbohidratos con almidón. Como te he explicado, estos alimentos juegan un papel crucial como apoyo en la pérdida de peso, manteniendo la inflamación a niveles bajos, mejorando el metabolismo, el apoyo a la función hormonal y la mejora de la salud en general.

También habrás notado que no he dicho nada sobre el recuento de calorías o el tamaño de las porciones. La dieta Galveston ha sido diseñada para que no tengas que preocuparte ni obsesionarte con esos detalles. Debido a que las grasas, las proteínas y los carbohidratos ricos en fibras constituyen la mayor parte de las comidas, te sentirás saciada durante todo el día y no querrás volver a los antiguos antojos azucarados ni a los carbohidratos refinados.

Y cuando ya estés bien adaptada al programa, sabrás intuitivamente qué alimentos seleccionar para preparar tus propias comidas y comerás correctamente y te sentirás mejor que nunca. Y no te olvides de hacer un seguimiento de tus macros; ¡eso te ayudará a tener aún más éxito!

# Capítulo 9

# Recetas de la dieta Galveston

Desde el inicio de la dieta Galveston como programa *online,* he estado trabajando con entrenadores, nutricionistas y chefs para desarrollar más recetas del tipo «delicioso, no puedo dejar de comer esto» que te mantendrán feliz y enfocada.

Me encanta cocinar y experimentar con sabores y alimentos en casa, así que también he aportado algunas recetas.

Al crear estas recetas, no sólo nos hemos centrado en el sabor, sino también en la facilidad de preparación. Seamos realistas: todos estamos ocupados. Necesitamos recetas que no sólo sepan deliciosas, sino que también se puedan preparar rápidamente.

Estas recetas son totalmente nuevas y no están disponibles en Internet. Han sido diseñadas para la dieta Galveston convencional, que incluye alimentos de origen animal, pero también para el programa vegano/vegetariano, si eres de las que prefieren evitar los productos de origen animal.

¡Buen provecho!

### Parfait (postre) o smoothie (batido de frutas) Mary Claire
PARA 1 RACIÓN

¾ de taza de yogur de leche entera (como Fage)

¼ de taza de fresas frescas cortadas en rodajas

¼ de taza de arándanos frescos

¼ de taza de nueces picadas

1 cucharada de linaza molida

1 cucharada de semillas de chía

1 cucharada de semillas de cáñamo

1 cucharada de copos de coco sin azúcar

2 o 3 cubitos de hielo (para el *smoothie*)

Agua, según sea necesario (para el *smoothie*)

COMO *PARFAIT*

Mezcla todos los ingredientes en un bol y remuévelo bien. Sirve al momento.

COMO *SMOOTHIE*

Bate todos los ingredientes, excepto el agua, en una batidora, hasta obtener una mezcla homogénea, añadiendo un poco de agua según sea necesario hasta conseguir la consistencia que desees.

 ### Batido de chocolate y fresa
PARA 1 RACIÓN

1 cacito de proteína en polvo

1 taza de col rizada fresca picada

½ taza de fresas frescas cortadas en rodajas

1 cucharada de linaza molida

1 cucharada de mantequilla de almendras sin azúcar

1 cucharada de cacao en polvo sin azúcar

½ taza de leche de coco

2 cucharadas de semillas de chía

Cubitos de hielo (opcional)

Bate todos los ingredientes en una batidora hasta obtener una mezcla homogénea.

*Nota: Existe la versión vegetariana o vegana, dependiendo de la proteína en polvo utilizada.*

 **Huevos revueltos**

PARA 1 RACIÓN

2 huevos grandes

Sal y pimienta negra

1 cucharada de mantequilla

1 taza de hojas de espinacas frescas

½ taza de tomates frescos picados

1 taza de frambuesas frescas (opcional)

1. Casca los huevos en un bol mediano. Añade una pizca de pimienta y sal, y bátelo todo hasta que se mezclen.
2. Derrite la mantequilla en una sartén mediana a fuego lento.
3. Vierte el huevo batido y cocínalo hasta que los bordes tengan consistencia. Remueve suavemente los huevos y cocínalos durante medio minuto más, removiéndolos durante otro minuto.
4. Añade las espinacas y los tomates, y remuévelo al incorporarlos.
5. Sigue removiendo los huevos hasta que empiecen a cuajar. Deben verse un poco líquidos en la parte superior.
6. Sirve los huevos revueltos con un pequeño bol de frambuesas frescas si lo deseas.

 **Tortilla de queso cottage**

PARA 1 RACIÓN

2 huevos grandes

1 cucharada de leche

Sal y pimienta negra

1 cucharada de aceite de oliva

½ taza de espinacas

3 cucharadas de queso cottage graso

1. En un bol mediano, mezcla los huevos y la leche, salpimienta al gusto y bátelo durante 30 segundos.
2. Pon aceite de oliva en una sartén mediana a fuego medio. Cuando el aceite esté brillante, añade los huevos batidos y cocina una tortilla durante 1 o 2 minutos, hasta que esté casi hecha.
3. Dale la vuelta a la tortilla y vierte las espinacas y el requesón sobre una mitad de la tortilla. Cocínalo durante 1 o 2 minutos más, dobla la tortilla sobre el requesón y sirve de inmediato.

### Huevos escalfados con Hash Browns de col

PARA 1 RACIÓN

1 cucharadita de aceite de oliva
2 tazas de col verde rallada
½ taza de cebolla en rodajas
2 huevos medianos
Sal y pimienta negra
Una pizca de pimentón ahumado (opcional)

1. Vierte el aceite de oliva en una sartén mediana a fuego medio. Cuando el aceite esté brillante, añade la col y la cebolla y cocínalos, removiendo, hasta que estén ligeramente dorados, de 8 a 10 minutos. La col reducirá su tamaño; no dejes de removerla.
2. Pasa la col y la cebolla salteadas a un plato. Tapa el plato y mantenlo caliente mientras escalfas los huevos.
3. Llena de agua una cacerola mediana y ponla a hervir a fuego medio-bajo. Cuando el agua hierva lentamente, rompe cada huevo en el agua. Después de 1 minuto, dales la vuelta a los huevos con una espumadera y cocínalos a fuego lento durante 3 o 4 minutos más, o hasta que las claras estén firmes.
4. Con la espumadera, pasa los huevos al plato con la col y la cebolla. Salpimiéntalo al gusto y, si lo deseas, añade el pimentón ahumado. Sirve enseguida.

## Tostadas de aguacate «Food for Life»

PARA 1 RACIÓN

1 cucharada de aceite de oliva

2 huevos grandes

2 rebanadas de pan de cereales germinados (como la marca
   Food For Life)

1 aguacate, partido por la mitad, sin hueso y cortado en rodajas

Sal y pimienta negra

Copos de chile (opcional)

1. Calienta el aceite de oliva a fuego medio-alto en una sartén hasta
   que esté brillante. Añade los huevos y cocínalos al estilo que prefieras, fritos o revueltos, durante aproximadamente unos 3 minutos.
2. Mientras tanto, tuesta el pan al punto deseado.
3. Coloca el pan tostado en un plato de servir. Añade las rodajas de
   aguacate, luego el huevo y salpimiéntalo al gusto. Espolvorea con
   los copos de chile si lo deseas. Sirve enseguida.

## Tortitas de linaza

PARA 4 RACIONES

1 taza de linaza molida

4 huevos grandes ligeramente batidos

⅓ de taza de leche de almendras sin azúcar (u otra leche), o
   más según sea necesario

2 cucharaditas de zumo de limón fresco

1 cucharadita de bicarbonato sódico

1 cucharadita de extracto de vainilla

1 cucharadita de canela molida

⅛ de cucharadita de sal

½ cucharada de aceite de coco

4 cucharadas de mantequilla de almendras sin azúcar

2 tazas de arándanos congelados

1. En un bol grande, mezcla la linaza, los huevos, la leche de almendras, el zumo de limón, el bicarbonato, la vainilla, la canela y la sal.

Si la mezcla está demasiado espesa, añade más leche de almendras o agua hasta conseguir una masa consistente.

2. Calienta una sartén grande a fuego medio y añade el aceite de coco. Cuando esté derretido y caliente, vierte aproximadamente ¼ de taza de la masa para cada una de las 2 o 3 tortitas y extiéndala suavemente con una cuchara. Cocínalo por un lado de 2 a 3 minutos, o hasta que los bordes empiecen a endurecerse y aparezcan burbujas; luego dale la vuelta y cocínalo por el otro lado 2 o 3 minutos más. Mantén calientes las tortitas ya hechas cubriéndolas con un plato, mientras haces más tortitas con la masa restante.

3. Mientras tanto, derrite la mantequilla de almendras en un bol pequeño, en el microondas. Pon los arándanos congelados en un bol mediano y descongélalos hasta que se hayan calentado ligeramente y estén jugosos.

4. Coloca las tortitas en platos de servir, rocíalas con la mantequilla de almendras derretida y echa los arándanos por encima.

### Tortitas de calabaza

PARA 3 RACIONES

2 cucharadas de linaza molida
¾ de taza de harina de almendras
1 cucharada de harina de coco
1 cucharadita de estevia
½ cucharadita de levadura en polvo
½ cucharadita de especias para pastel de calabaza
½ taza de puré de calabaza en conserva
2 huevos grandes ligeramente batidos
1 cucharada de aceite de aguacate
6 cucharadas de mantequilla de almendras sin azúcar
3 cucharadas de pipas de calabaza

1. En un bol grande, mezcla la linaza, las harinas, la estevia, la levadura en polvo y las especias para pastel de calabaza. Añade la calabaza y los huevos. Remuévelo bien para mezclar y humedecer todos los ingredientes.

2. Calienta una sartén grande o una plancha a fuego medio. Cuando esté caliente, añade media cucharada de aceite de aguacate y espárcelo bien por toda la sartén; luego vierte 2 o 3 cucharadas grandes de la masa. La masa debe extenderse para hacer tortitas de 6 a 7 centímetros de diámetro.

3. Cocina las tortitas por un lado durante unos 3 minutos; luego dales la vuelta y cocínalas por el otro lado de 2 a 3 minutos más. Cuando ya estén ligeramente doradas, pásalas a un plato y tápalas para mantenerlas calientes. Añade la media cucharada restante de aceite de aguacate a la sartén y luego más cucharadas de la masa. Cocina como la primera tanda.

4. Pasa las tortitas a platos de servir, cúbrelas con la mantequilla de almendras y las pipas de calabaza y sirve.

 **Ensalada de desayuno**
PARA 2 RACIONES

3 cucharadas de mayonesa de aceite de aguacate

1 diente de ajo machacado

2 cucharaditas de zumo de limón fresco

4 tazas de hojas de lechuga romana troceadas

1 taza de tomates cherri cortados por la mitad

1 aguacate mediano, partido por la mitad, sin hueso y cortado en rodajas

¼ de cebolla pequeña en rodajas

Sal y pimienta negra

½ taza de pipas de calabaza

4 huevos grandes, duros, pelados y cortados en cuartos

1. En un bol pequeño, mezcla la mayonesa, el ajo y el zumo de limón para hacer el aliño.

2. Reparte la lechuga en 2 platos. En cada plato, añade algunos de los tomates cherri, el aguacate y la cebolla. Salpimiéntalo al gusto. Espolvorea las pipas de calabaza por encima, reparte los cuartos de huevo, aliña el plato y sirve.

### *Wrap* de pollo y BLT (beicon, lechuga y tomate)

PARA 2 RACIONES

2 hojas grandes de lechuga bibb o romana

1 aguacate partido por la mitad, sin hueso y cortado en rodajas

1 taza (170 gramos) de pechuga de pollo asada en tiras

½ taza de tomate fresco picado

2 lonchas de beicon de pavo

4 cucharadas de aderezo ranchero (casero o de marca como Primal Kitchen)

⅛ de cucharadita de pimienta negra

¼ taza (28 gramos) de queso cheddar rallado

1. Coloca las hojas de lechuga sobre una tabla y aplánalas ligeramente. Añade un poco del aguacate sobre cada hoja y, a continuación, el pollo, el tomate y el beicon de pavo. Alíñalas con el aderezo, sazónalas con pimienta y el queso rallado por encima.
2. Dobla ambos lados de las hojas y sirve enseguida.

 ### Ensalada de atún sobre ensalada de guarnición

PARA 1 RACIÓN

Para la ensalada de atún

1 lata (56 gramos) de atún al natural escurrido

1 cucharada de cebolla roja picada

2 cucharadas de mayonesa de aceite de aguacate

2 cucharadas de nueces pecanas picadas

### Para la ensalada

1 taza de ensalada mixta

½ taza de tomate maduro picado

1 zanahoria mediana picada

1 tallo de apio picado

1 cucharada de aceite de oliva

1 limón exprimido

1. Prepara la ensalada de atún: vacía la lata de atún en un bol mediano y añade la cebolla, la mayonesa y las nueces pecanas. Remuévelo para mezclar bien.
2. Prepara la ensalada de acompañamiento: coloca las hojas verdes, el tomate, la zanahoria y el apio en una ensaladera mediana. Aderézalo con el aceite de oliva y el zumo de limón y mézclalo suavemente.
3. Monta el plato: coloca la ensalada de atún sobre las hojas de ensalada y sirve.

 ### Ensalada TGD cobb (de la dieta Galveston)
PARA 4 RACIONES

8 tazas de lechuga romana picada

2 tazas (340 gramos) de pechuga de pollo asada en tiras

12 lonchas de beicon de pavo

2 aguacates partidos por la mitad, sin hueso y troceados

8 huevos duros

1 ½ taza de tomates cherri partidos por la mitad

½ taza de aderezo ranchero (casero o de marca como Primal Kitchen)

4 cucharadas de pipas de girasol

En un bol grande, mezcla la lechuga con el pollo, el beicon de pavo, el aguacate, los huevos y los tomates. Añade el aliño y mezcla bien. Espolvorea las pipas de girasol y sirve.

 ### Ensalada de tomates uva y guisantes con ricotta para untar
PARA 1 RACIÓN

**Para la ensalada**

1 taza de ricotta integral bajo en grasas

1 cucharada de aceite de oliva

½ cucharadita de sal

1 taza de rúcula baby

1 taza de espinacas tiernas

½ taza de guisantes partidos sin vaina

½ taza de tomates uva partidos por la mitad

**Para el aliño**

2 cucharadas de vinagre balsámico blanco

1 taza de albahaca fresca picada

2 cucharadas de aceite de oliva

Una pizca de pimiento rojo en copos

Sal y pimienta negra

1. Prepara la ensalada: bate la ricotta, el aceite de oliva y la sal en un robot de cocina hasta que quede cremoso. Pasa la crema para untar a un plato.
2. En un bol grande, mezcla la rúcula, las espinacas, los guisantes y los tomates uva.
3. Prepara el aliño: en una batidora o el robot de cocina, mezcla los ingredientes del aliño hasta que emulsionen bien.
4. Monta: vierte el aliño sobre las verduras y mezcla bien; luego colócalas sobre la ricotta de untar en el plato. Sirve.

 **Ensalada proteica vegana**
PARA 2 RACIONES

**Para el tempe marinado**

2 cucharadas de vinagre balsámico

1 cucharada de tamari o salsa de soja

1 cucharada de sirope de arce puro

½ cucharadita de ajo en polvo

Una pizca de sal y pimienta negra

½ bloque (unos 113 gramos) de tempe, cortado en dados

**Para el tofu al horno**

½ bloque (aproximadamente 141 gramos) de tofu mediano o firme cortado en dados

½ cucharadita de ajo en polvo

1 cucharada de tamari o salsa de soja

Una pizca de sal y pimienta negra

## Para la ensalada

1 taza de brócoli picado y cocido al vapor

2 tazas de rúcula fresca ligeramente picada

1 taza de pepino cortado en dados

1 aguacate partido por la mitad, sin hueso y troceado

4 cucharadas de semillas de cáñamo

1 cucharada de tahíni

1 cucharada de aceite de oliva

Zumo de limón fresco

1. Prepara el tempe: mezcla el vinagre balsámico, el tamari, el jarabe de arce, el ajo en polvo y salpimienta en un plato. Añade el tempe y déjalo en adobo durante al menos 2 horas o toda la noche.

2. Cuando esté listo, precalienta el horno a 205 °C. Rocía una fuente de horno pequeña con aceite antiadherente en aerosol o fórrala con un tapete de silicona para hornear.

3. Pasa los dados de tempe a la fuente de horno y hornéalos durante 20 minutos. Mezcla los dados de tempe con un poco de la marinada sobrante si lo deseas. Mantén el horno encendido.

4. Haz el tofu: mezcla los dados de tofu con el ajo en polvo, el tamari y la sal y la pimienta y hornea a 205 °C durante 30 minutos, hasta que estén ligeramente dorados. (Si lo deseas, hornéalos al mismo tiempo que horneas el tempe).

5. Monta la ensalada: coloca el brócoli, la rúcula, el pepino y el aguacate en una ensaladera grande. Añade el tempe horneado y los dados de tofu y mezcla bien. Espolvorea las semillas de cáñamo. Rocía con el tahíni y el aceite de oliva, y remueve para cubrir todo bien con el aliño. Termina la ensalada con un chorrito de zumo de limón fresco y sirve.

**Bisque de tomate asado**

PARA 4 RACIONES

4 cucharadas de aceite de oliva

8 tomates Roma (ciruela) medianos

4 dientes de ajo picados

1 lata (425 gramos) de judías cannellini

2 tazas de caldo de pollo

Sal y pimienta negra

1 taza de nata espesa

Albahaca fresca, cortada en juliana (opcional)

1. Precalienta el horno a 205 °C. Engrasa ligeramente una bandeja para hornear con el aceite de oliva.
2. Parte los tomates por la mitad, colócalos en la bandeja del horno y espolvoréalos con el ajo. Ásalos de 20 a 25 minutos, o hasta que estén blandos.
3. Pasa los tomates y el ajo a una batidora y añade las judías. Bátelo hasta que quede suave.
4. Vierte el puré de tomate y judías en una olla mediana a fuego medio. Añade el caldo, calienta y sazónalo al gusto con sal y pimienta.
5. Añade la nata y sirve la sopa en cuencos individuales. Espolvorea la albahaca, si lo deseas, y sirve.

 **Ensalada de tacos de pollo**

PARA 1 RACIÓN

¾ de taza de pechuga de pollo cocida picada

Una pizca de chile en polvo, comino molido, orégano u otras especias deseadas

½ cucharadita de sal de ajo

2 cucharadas de guacamole fácil (página 211)

2 cucharadas de nata agria

2 cucharadas de salsa fresca

½ taza de frijoles negros enlatados, enjuagados y escurridos

2 tazas de ensalada verde

Coloca el pollo en un bol grande y sazónalo con las especias y la sal de ajo. Añade el guacamole, la nata agria, la salsa y las judías y mézclalos bien. Coloca la ensalada verde en un plato, cubre con la mezcla de pollo y frijoles y sírvelo.

### Ensalada de atún sobre ensalada mixta
PARA 1 RACIÓN

2 tazas de ensalada verde mixta
1 lata (85 gramos) de atún al natural escurrido
1 cucharada de cebolla picada
2 cucharadas de mayonesa de aceite de oliva o de aguacate
2 cucharadas de nueces pacanas picadas

1. Coloca las hojas verdes en una ensaladera mediana.
2. Mezcla el atún, la cebolla y la mayonesa en un tazón pequeño, luego viértelo sobre las hojas y cubre con las pacanas.

### Cerdo al sésamo y jengibre con judías verdes
PARA 4 RACIONES

¼ de taza de semillas de sésamo
Espray antiadherente
230 gramos de lomo de cerdo, cortado en tiras de 1,5 centímetros
Sal y pimienta negra
2 cucharadas de aceite de coco
4 dientes de ajo picados
2 cucharaditas de jengibre fresco rallado
2 tazas de judías verdes frescas cortadas
2 cucharaditas de tamari
1 cucharada de aceite de sésamo tostado

1. Pon las semillas de sésamo en una sartén pequeña a fuego medio y tuéstalas hasta que estén ligeramente doradas y empiecen a oler.
2. Rocía una capa ligera con el aceite en espray en una sartén mediana, luego añade las tiras de cerdo y cocínalas entre 6 y 8 minutos,

hasta que estén ligeramente doradas (o a 62 °C). Salpimienta el cerdo al gusto y pásalo a un plato.

3. Añade el aceite de coco a la sartén y caliéntala durante 45 segundos. Luego, añade el ajo, el jengibre y las judías verdes a la sartén, y saltea de 6 a 8 minutos, hasta que las judías estén tiernas.

4. Vuelve a añadir las tiras de cerdo a la sartén y añade el tamari. Remueve las judías y el cerdo hasta que se combinen los sabores.

5. Pásalo a platos individuales, espolvoréalos con las semillas de sésamo tostadas y rocía también por encima el aceite de sésamo tostado.

 **Pimientos rellenos de pavo y arroz de coliflor**

PARA 4 RACIONES

Espray antiadherente

4 cucharadas de aceite de coco

340 gramos de pavo magro picado

1 taza de arroz de coliflor

2 dientes de ajo picados

Comino molido

Pimentón

Pimienta negra

Cilantro fresco picado

2 pimientos rojos grandes, sin pepitas y cortados por la mitad a lo largo

2 tazas (226 gramos) de queso cheddar rallado

1. Precalienta el horno a 145 °C. Rocía una capa ligera en una fuente de horno con el aceite en espray.

2. Añade el aceite de coco a una sartén mediana a fuego medio. Cuando el aceite esté derretido y caliente, añade el pavo y cocínalo de 5 a 8 minutos, hasta que ya no esté rosado.

3. Pasa el pavo a un bol grande y añade el arroz de coliflor y el ajo. Sazona con el comino, el pimentón, la pimienta y el cilantro. Mezclar.

4. Coloca los pimientos en una tabla. Rellena las mitades de los pimientos con la mezcla de pavo, dándoles golpecitos firmes, y luego cubre los pimientos rellenos con el queso.

5. Coloca los pimientos rellenos en la fuente y hornéalos unos 10 minutos, o hasta que el queso esté ligeramente dorado por encima.

 ### Gambas y espárragos

PARA 4 RACIONES

2 cucharadas de mantequilla
2 cucharadas de aceite de oliva
450 gramos de gambas peladas y desvenadas
450 gramos de espárragos frescos, los extremos gruesos recortados y el resto cortado en rodajas
1 cucharada de ajo picado
Sal y pimienta negra
Una pizca de pimentón ahumado (opcional)
½ limón fresco, rallado y exprimido
¼ de taza (56 gramos) de queso parmesano rallado
2 cucharadas de linaza molida

1. En una sartén grande a fuego medio, derrite la mantequilla y añade el aceite de oliva. Cuando el aceite esté brillante, añádele las gambas y los espárragos y saltéalos ligeramente durante 3 o 4 minutos.
2. Añade el ajo, remuévelo bien y salpimienta. Espolvorea el pimentón, si quieres, y añade la ralladura de limón y el zumo de limón. Calienta y remueve, cocinando hasta que las gambas estén rosadas por todas partes y los espárragos tiernos.
3. Mientras tanto, en un bol pequeño, mezcla el queso y la linaza.
4. Cuando esté listo para servir, pon la mezcla de queso y linaza sobre las gambas y los espárragos, remuévelo para cubrir y luego sírvelo.

 ### Calabaza y pollo al curry con arroz de coliflor

PARA 2 RACIONES

2 cucharadas de aceite de coco
1 pechuga (110 gramos) o muslo de pollo sin piel y deshuesado cortado en dados
½ taza de pimiento rojo picado

⅔ de taza de puré de calabaza en conserva

Curry en polvo

Otras especias de tu elección

1 taza de leche de coco sin azúcar

Albahaca tailandesa fresca, cortada en juliana

1 taza de arroz de coliflor, cocido según las instrucciones del paquete

1. En una sartén mediana a fuego medio, calienta el aceite de coco.
2. Añade el pollo y cocínalo de 3 a 4 minutos, sin dejar de remover, hasta que esté casi hecho.
3. Añade el pimiento rojo, el puré de calabaza, el curry en polvo y las especias de tu elección. Remueve bien hasta impregnar bien los ingredientes con los condimentos.
4. Añade la leche de coco, sube el fuego a medio-alto y lleva a ebullición. Reduce a fuego lento y cocina lentamente unos 10 minutos.
5. Ajusta las especias a tu gusto, pasa el curry a cuencos y adorna con la albahaca tailandesa. Sirve con el arroz de coliflor.

 ### Tofu en salsa de cacahuete

PARA 4 RACIONES

1 (400 gramos) tofu firme ¼ de taza de mantequilla de cacahuete sin azúcares añadidos

2 cucharadas de tamari

2 cucharadas de agua

3 cucharadas de cúrcuma molida

1 cucharadita de aceite de sésamo tostado

½ cucharadita de copos pimiento rojo

1 cucharada de jengibre fresco rallado

2 tazas y ¼ de brócoli fresco picado

1 cucharada de aceite de coco

1. Coloca el tofu entre 2 servilletas de papel y 2 platos. Pon un objeto pesado, como una lata, en el plato superior y presiona el tofu

durante al menos 30 minutos. A continuación, corta el tofu en dados de 1 centímetro; deberías obtener aproximadamente 1 taza y media.

2. Mezcla la mantequilla de cacahuete, el tamari y el agua. Añade la cúrcuma, el aceite de sésamo, los copos de pimiento rojo y el jengibre.
3. Cocínalo al vapor o hierve el brócoli hasta que esté tierno, unos 5 minutos. Consérvalo caliente.
4. Calienta el aceite de coco en una sartén grande a fuego medio y, cuando esté derretido, añade el tofu y cocínalo de 10 a 15 minutos, dándole la vuelta de vez en cuando, hasta que esté ligeramente dorado.
5. Añade la salsa y mézclalo bien. Pásalo a cuencos y sírvelo con el brócoli caliente.

*Nota: También se puede servir sobre arroz de coliflor.*

### Ensalada de huevo y verduras

PARA 1 RACIÓN

2 huevos duros grandes pelados y cortados en cuartos
2 cucharadas de mayonesa de aceite de oliva o de aguacate
1 cucharadita de mostaza marrón picante
1 cucharada de vinagre de sidra de manzana
¼ de taza de aceitunas sin hueso en rodajas
1 pepino pequeño picado
1 cucharada de cebolla roja picada
1 tallo de apio cortado en dados
1 zanahoria mediana cortada en dados
2 hojas grandes de lechuga mantequilla, bibb u otra

1. En un bol mediano, mezcla bien los huevos con la mayonesa, la mostaza y el vinagre. Añade las aceitunas.
2. En otro bol, mezcla el pepino, la cebolla, el apio y la zanahoria.
3. Coloca las hojas de lechuga en un plato. Pon encima la mezcla de pepino y, a continuación, la ensalada de huevo. Sirve.

### Ensalada de pollo a la parrilla
PARA 4 RACIONES

4 tazas de agua

¼ de taza de sal kosher

2 pechugas grandes de pollo deshuesadas y sin piel
(aproximadamente 500 gramos), cortadas en 4 piezas

3 cucharadas de aceite de oliva, más para la parrilla

1 ½ cucharadita de pimentón

1 lechuga romana picada

1 limón exprimido

1. Mezcla el agua y la sal en un bol grande, removiéndolo para disolver la sal. Añade el pollo al bol y refrigéralo durante 30 minutos. La salmuera aporta humedad al pollo.
2. Si utilizas una parrilla exterior, precalienta un lado de la parrilla a fuego alto y el otro a fuego medio. Alternativamente, coloca una sartén grill el fogón a fuego medio-alto.
3. Seca el pollo. Colócalo en un bol mediano, añade el aceite de oliva y el pimentón y remuévelo hasta cubrir las pechugas.
4. Unta las rejillas de la parrilla con un poco de aceite de oliva y, a continuación, coloca el pollo en la parte caliente de la parrilla (o en sartén). Deja que el pollo se ase hasta que los trozos empiecen a tener algunas marcas de la parrilla. Dale la vuelta a los trozos y pásalos al lado más frío de la parrilla (o reduce el fuego). Continúa asando el pollo hasta que un termómetro de cocina insertado en la parte más gruesa alcance 65 °C.
5. Pasa el pollo a una fuente y tápalo con papel de aluminio. Déjalo reposar unos 10 minutos.
6. Pon la lechuga romana en una fuente y el pollo sobre ésta; vierte el zumo de limón por encima. Sirve.

### Pizzas Portobello
PARA 2 RACIONES

2 cucharadas de aceite de oliva

½ cebolla roja picada

4 champiñones portobello grandes, con los sombreros enteros
y los tallos picados

½ taza de tomates uva partidos por la mitad

Sal y pimienta negra

½ taza (unos 56 gramos) de queso mozzarella rallado

¼ taza (unos 28 gramos) de queso parmesano rallado

¼ de taza de albahaca fresca cortada en juliana

1. Calienta el aceite de oliva en una sartén grande a fuego medio. Añade la cebolla roja y sofríela de 3 a 4 minutos, hasta que se ablande ligeramente. A continuación, añade los tallos de los champiñones y los tomates uva, reduce el fuego a medio-bajo y cocínalo a fuego lento durante 5 minutos, hasta que los tomates estén pastosos. Salpimiéntalo al gusto. Pasa la mezcla a un bol pequeño.

2. Añade los champiñones a la sartén y cocínalos a fuego medio de 3 a 4 minutos por cada lado. A continuación, reparte la mezcla de tomate en los champiñones, aún en la sartén, y espolvorea los quesos. Baja el fuego a medio-bajo, tapa la sartén y cocina a fuego lento hasta que los quesos se fundan, aproximadamente 5 minutos.

4. Emplata las «pizzas» de champiñones, adornando cada una de ellas con una pizca de albahaca encima y sirve.

 ### Minihamburguesas de lechuga con queso

PARA 2 RACIONES

170 gramos de carne picada magra de ternera alimentada 90%
con pasto natural

Sal y pimienta negra

1 cucharada de aceite de oliva

4 hojas grandes de lechuga bibb o romana

2 lonchas de queso cheddar

2 cucharadas de mayonesa de aceite de oliva

2 rodajas de tomate maduro

1 aguacate

2 rodajas pequeñas de cebolla

2 rodajas de pepinillo al eneldo

1. Forma 4 hamburguesas iguales con la carne. Salpimiéntalas un poco.
2. Añade aceite de oliva a una sartén mediana a fuego medio. Cuando el aceite esté brillante, añade las hamburguesas y cocínalas de 4 a 5 minutos por un lado, luego dales la vuelta y sigue cocinándolas otros 4 minutos, o hasta que queden al punto.
3. Coloca 2 de las hojas de lechuga en los platos, luego las hamburguesas, seguidas del queso, la mayonesa, el tomate, el aguacate, la cebolla y el pepinillo. Añade las hojas de lechuga restantes colocándolas de manera que formen un «panecillo». Sirve.

 ### Hamburguesas de salmón BLT (beicon, lechuga y tomate)
PARA 4 RACIONES

16 lonchas de beicon de pavo, cortadas por la mitad transversalmente
1 filete de salmón (226 gramos), pochado, sin piel y frío
2 o 3 cucharadas de mayonesa
Sal y pimienta negra
2 cucharadas de aceite de oliva
2 aguacates partidos por la mitad, sin hueso y machacados
4 cucharadas de linaza molida
Zumo de ½ limón
3 cucharadas de cebollino fresco picado
4 hojas de lechuga mantequilla, bibb u otra
2 tomates maduros cortados en 4 rodajas

1. Precalienta el horno a 205 °C. Forra la bandeja del horno con papel de aluminio y a continuación coloca la rejilla del horno sobre la bandeja.
2. Haz 4 tramas de beicon. Pon en la encimera donde trabajas papel para hornear o papel encerado. Coloca 3 mitades de tiras de tocino en fila sobre el papel. Dobla la pieza central hacia atrás dos tercios. Coloca otra media tira de tocino a través de las 3 piezas en el pliegue. Desdobla la pieza sobre la tira recién añadida. Ahora dobla las 2 tiras laterales por la mitad y coloca otra media tira sobre las fi-

las en los nuevos pliegues. Vuelve a doblar las piezas laterales hacia abajo y dobla de nuevo la pieza central un tercio hacia arriba. Por último, coloca otra media tira de beicon sobre el pliegue y métela debajo de las lonchas de los extremos. Aplana la rejilla de tocino con un rodillo y, a continuación, colócala sobre la parrilla del horno en la bandeja para hornear. Repite la operación y haz otras 3 rejillas de beicon.

3. Horneálo hasta que esté crujiente, unos 25 minutos. Escurre las rejillas de beicon en un plato forrado con papel absorbente. Tápalo para mantenerlas calientes.

4. Prepara las hamburguesas de salmón: tritura el salmón en un bol mediano con mayonesa según sea necesario para dar forma a 4 hamburguesas. Salpimiéntalo.

5. Pon una sartén a fuego medio-alto y añade el aceite de oliva. Cuando el aceite esté brillante, añade las hamburguesas de salmón y cocínalas durante unos 8 minutos, dándoles la vuelta una vez, hasta que se doren ligeramente por ambos lados. Mantenlas calientes.

6. En un bol mediano, mezcla el aguacate, la linaza, el zumo de limón y el cebollino.

7. Coloca una rejilla de tocino en cada uno de los 4 platos, y unta un poco de la mezcla de aguacate. Añade la hamburguesa de salmón, una hoja de lechuga y una rodaja de tomate. Sirve.

 **Salmón al horno con calabaza de verano a la parrilla**
PARA 4 RACIONES

## Para la calabaza

Aceite para untar la parrilla
1 calabaza amarilla mediana cortada en rodajas
1 calabacín mediano cortado en rodajas
1 cucharada de mantequilla sin sal derretida
1 limón pelado y exprimido
Sal y pimienta negra
1 cucharadita de pimienta de cayena, al gusto

## Para el salmón

Espray antiadherente
1 limón cortado en rodajas finas
1 filete grande de salmón (alrededor de 450 gramos)
Sal y pimienta negra
6 cucharadas (¾ de barrita) de mantequilla derretida
1 cucharada de miel
3 dientes de ajo picados
1 cucharadita de tomillo fresco picado
1 cucharadita de orégano seco
Ramitas de perejil fresco, para adornar

1. Asa la calabaza: precalienta una parrilla exterior a fuego medio y engrasa ligeramente la parrilla.
2. Coloca las rodajas de calabaza amarilla y calabacín en cuadrados separados de papel de aluminio. Vierte la mantequilla derretida sobre las rodajas, la ralladura y el zumo de limón. Sazona con sal, pimienta y cayena. Dobla y envuelve la calabaza en el papel de aluminio. Coloca los paquetes de calabaza en la parrilla precalentada y ásalos hasta que estén tiernos, unos 30 minutos.
3. Hornea el salmón: mientras se asa la calabaza, precalienta el horno a 176 °C. Forra una bandeja de borde grande para hornear con papel de aluminio y rocíalo con aceite en espray.
4. Coloca las rodajas de limón en una capa uniforme en el centro de la bandeja para hornear. Salpimienta el salmón por ambos lados y colócalo sobre las rodajas de limón.
5. En un bol pequeño, bate la mantequilla, la miel, el ajo, el tomillo y el orégano. Vierte esta mezcla sobre el salmón y dobla el papel de aluminio hacia arriba y alrededor.
6. Hornea el salmón hasta que esté bien cocido y se desmenuce fácilmente, de 15 a 20 minutos. Enciende el horno de asar, y asa el salmón durante 2 minutos, o hasta que la parte superior esté ligeramente dorada y la mezcla de mantequilla se haya espesado alrededor.
7. Retira los paquetes de salmón de la parrilla. Pasa el salmón a una fuente. Decora con las ramitas de perejil, y desenvuelve y sirve la calabaza asada al lado.

### Gambas a la plancha con bocaditos de tomate asado

PARA 4 RACIONES

## Para las gambas

⅓ taza de aceite de oliva

2 cucharadas de zumo de limón fresco

1 cucharadita de sal

¼ de cucharadita de pimienta negra

1 cucharadita de condimento italiano

2 cucharaditas de ajo picado

450 gramos de gambas grandes, peladas y desvenadas

4 brochetas de bambú

Perejil fresco picado, para adornar

Gajos de limón, para servir

## Para los tomates

Espray antiadherente

8 tomates pequeños maduros

2 cucharadas de aceite de oliva

¼ de taza (28 gramos) de queso parmesano rallado

1. Marina las gambas: coloca el aceite de oliva, el zumo de limón, la sal, la pimienta, el condimento italiano y el ajo dentro de una bolsa grande de plástico reutilizable con cierre. Ciérrala y agítala para mezclar. Coloca las gambas en una fuente de horno mediana y extiéndalas. Vierte la marinada de la bolsa sobre las gambas. Coloca la fuente con las gambas en el frigorífico para que se marinen durante al menos 15 minutos y hasta 2 horas. Mientras tanto, remoja las brochetas en agua para humedecerlas.

2. Prepara los tomates: coloca la rejilla del horno para asar. Con el aceite en espray unta una fuente de horno pequeña y poco profunda. Corta los tomates por la mitad, luego corta una pequeña rodaja de la parte inferior de cada uno para que queden de pie en la fuente del horno. Unta los tomates con aceite de oliva y espolvoréalos con parmesano.

3. Precalienta la parrilla a fuego medio. Precalienta también el gratinador. Ensarta las gambas en las brochetas. Coloca las brochetas en la parrilla y cocínalas de 2 a 3 minutos por cada lado, o hasta que las gambas estén rosadas y opacas. Aparta las brochetas en una fuente y tápalas para mantenerlas calientes.

4. Coloca la fuente en el horno y asa los tomates durante 3 minutos, o hasta que la cobertura de queso esté ligeramente tostada. Presta atención para que los tomates no se quemen.

5. Pasa los tomates a la fuente con las brochetas y colócalos alrededor. Espolvorea perejil sobre las gambas y sirve con los gajos de limón.

 ### Pollo al limón con alcaparras

PARA 4 RACIONES

4 mitades de pechuga de pollo peladas y deshuesadas (aproximadamente 450 gramos)

Sal y pimienta negra

4 cucharadas de ghee (mantequilla clarificada) o aceite de oliva

2 limones, 1 exprimido y 1 en rodajas

1 diente de ajo en láminas

2 cucharadas de alcaparras escurridas

1 cebolla grande cortada en rodajas

4 tazas de judías verdes cortadas

¼ de taza de almendras fileteadas tostadas

1. Aplana los trozos de pollo y salpimiéntalos al gusto.

2. En una sartén grande a fuego medio-alto, añade 1 cucharada de ghee y, cuando esté brillante, añade los trozos de pollo. Cocínalos, dándoles la vuelta una vez, de 8 a 10 minutos, hasta que estén bien hechos. Pasa el pollo a un plato. Tapa para mantener caliente.

3. En la sartén, añade el zumo de limón, 1 cucharada de ghee, el ajo y las alcaparras, y cuece a fuego medio-alto. Añade las rodajas de limón, vuelve a poner el pollo en la sartén y baja el fuego. Cocina el pollo a fuego lento durante 5 minutos.

4. En otra sartén mediana a fuego medio, calienta las 2 cucharadas de ghee restantes. Cuando esté brillante, añade la cebolla y las judías, y cocínalo hasta que la cebolla esté transparente y las judías estén tiernas al pincharlas con un tenedor, unos 3 minutos.
5. Añade las almendras fileteadas a las judías y remuévelo para mezclar.
6. Coloca el pollo en una fuente de servir junto con la cebolla y las judías como guarnición.

 ### Pollo al horno con brócoli y queso

PARA 4 RACIONES

3 tazas de pechuga de pollo cocida picada o desmenuzada
4 tazas de ramilletes de brócoli (frescos o congelados) cocidos hasta que estén tiernos al pincharlos con un tenedor
2 cucharadas de aceite de oliva
½ taza de nata agria
½ taza de nata espesa
1 diente de ajo, picado
1 cucharadita de albahaca fresca picada
Sal y pimienta negra
1 taza (113 gramos) de queso cheddar rallado

1. Precalienta el horno a 190 °C.
2. Coloca el pollo en una cazuela grande, añade el brócoli y saltéalo con aceite de oliva.
3. En un bol mediano, mezcla la nata agria, la nata espesa, el ajo y la albahaca. Salpimiéntalo al gusto.
4. Vierte la salsa en la cazuela y remuévelo hasta cubrir el pollo y el brócoli. Espolvorea la parte superior con el queso y hornéalo de 7 a 10 minutos, o hasta que esté bien caliente y burbujeante. Sirve.

 ### Ensalada de solomillo, espinacas y queso azul con pecanas

PARA 4 RACIONES

2 tazas de hojas de espinacas frescas
3 cucharadas de queso azul desmenuzado

2 cucharadas de nueces pecanas picadas

2 cucharadas de aceite de oliva

Zumo de ½ limón

Sal y pimienta negra

1 filete de solomillo (340 gramos), asado a la parrilla o a la plancha al gusto y cortado en rodajas finas

1. En una ensaladera grande, mezcla las espinacas, el queso azul y las nueces. Rocía con el aceite de oliva y el zumo de limón, y remueve para cubrirlo todo bien con el aliño. Salpimiéntalo al gusto.
2. Emplata la ensalada en platos individuales. Añade las rodajas.

###  Espaguetis de calabaza con pavo, beicon, espinacas y queso de cabra

PARA 4 RACIONES

2 calabazas espagueti medianas

2 cucharadas de aceite de oliva

Sal y pimienta negra

6 lonchas de beicon

450 gramos de pavo magro picado

¼ de taza de vino blanco seco

4 tazas de espinacas tiernas

1 trozo (113 gramos) de queso de cabra

1. Precalienta el horno a 204 °C. Forra una bandeja de hornear con borde con papel de aluminio.
2. Corta los extremos del tallo de la calabaza. Colócalas en posición vertical sobre sus extremos planos y córtalas por la mitad a lo largo. Saca las semillas y condimenta la pulpa con aceite de oliva y un poco de sal y pimienta.
3. Coloca las mitades de calabaza con el corte hacia abajo en la bandeja del horno. Hornea de 40 minutos a 1 hora, o hasta que al introducir un tenedor en la pulpa de la calabaza entre fácilmente.
4. Mientras se cocina la calabaza, en una sartén grande a fuego medio, cocina el beicon hasta que esté crujiente, unos 10 minutos.

Reserva el beicon para escurrirlo en un plato forrado con papel absorbente. Añade el pavo a la sartén y dora la carne, removiéndolo bien, de 5 a 8 minutos. Pasa el pavo a un bol grande y escurre la mayor parte de la grasa de la sartén, dejando aproximadamente 1 cucharada.

5. Pon la sartén a fuego medio, vierte el vino y utiliza una cuchara de madera para raspar los trocitos dorados del fondo. Cocina y remueve durante 1 minuto para reducir el vino a la mitad, aproximadamente.

6. Añade las espinacas a la sartén, removiendo y calentando hasta que se ablanden, unos 3 minutos. A continuación, desmenuza el queso de cabra y remueve para que se derrita ligeramente, durante unos 3 minutos.

7. Desmenuza el beicon e incorpóralo al pavo. Añade la mezcla de espinacas y queso y remueve para mezclar.

8. Saca la calabaza del horno. Cuando esté lo suficientemente fría como para manipularla, utiliza un tenedor para peinar la pulpa, haciendo hebras de «espagueti», y colócalas en cuatro cuencos para servir.

9. Cubre la calabaza con la mezcla de pavo, tocino y espinacas y sirve.

### Pastel de carne con puré de coliflor

PARA 6 RACIONES

2 cucharadas de aceite de oliva

¼ de taza de cebolla picada

680 gramos de carne picada magra alimentada con pasto

1 taza de harina de almendras

2 huevos grandes

⅓ de taza de salsa de tomate sin azúcar añadido

½ taza (unos 56 gramos) de queso parmesano rallado

½ cucharadita de sal

½ cucharadita de pimienta negra

½ cucharadita de ajo en polvo

3 tazas de puré de coliflor (congelado o casero) templado

6 cucharadas (¾ de barrita) de mantequilla (opcional)

1. Precalienta el horno a 176 °C.
2. Calienta el aceite de oliva en una sartén pequeña, añade la cebolla y rehógala hasta que esté transparente, alrededor de 3 minutos.
3. En un bol grande, mezcla la carne picada, la cebolla salteada, la harina de almendras, los huevos, la salsa de tomate, el queso, la sal, la pimienta y el ajo en polvo, y forma un pan ovalado y firme.
4. Coloca el pan en una bandeja de horno poco profunda o en un molde para pan, y hornéalo durante 1 hora.
5. Retira con cuidado el pan del molde, desechando la grasa que lo rodea, y pásalo a una fuente. Déjalo reposar unos 10 minutos y corta en rebanadas. Coloca las rebanadas en platos y acompaña con porciones del puré de coliflor. Si lo deseas, cubre cada porción de coliflor con una generosa capa de mantequilla.

 ### Filete a la plancha con crema de espinacas y champiñones

PARA 4 RACIONES

4 filetes pequeños (85 gramos) de solomillo deshuesados (o cortar un filete de 450 gramos en 4 trozos)
Sal y pimienta negra
2 cucharadas de aceite de oliva
2 tazas de champiñones portobello o de botón picados
4 tazas de espinacas tiernas
½ taza de nata espesa
Una pizca de nuez moscada molida

1. Precalienta una parrilla a fuego medio-alto. Salpimienta los filetes, colócalos en la sartén y cocínalos de 2 a 4 minutos por cada lado para que queden poco hechos. Pasa los filetes a una fuente y tápalos para mantenerlos calientes.
2. Añade aceite de oliva en una sartén mediana a fuego medio-alto. Cuando el aceite esté brillante, añade las setas, removiendo, durante 3 o 4 minutos, o hasta que estén ligeramente doradas. Pásalas a la fuente con los filetes repartiéndolas por encima. Vuelve a tapar para mantener el calor.

3. Baja el fuego de la sartén a medio y añade las espinacas y la nata. Cocina, sin dejar de remover, hasta que las espinacas se hayan encogido y la nata haya espesado un poco. Sazónalo al gusto con un poco de sal y la nuez moscada.
4. Destapa la fuente con el filete y los champiñones, y sirve con la crema de espinacas al lado.

 ## Champiñones Stroganoff de cocción lenta con ajo cremoso y arroz de coliflor
PARA 4 RACIONES

### Para el Stroganoff
5 tazas de champiñones partidos por la mitad o en cuartos
6 dientes de ajo picados
1 cebolla amarilla mediana, cortada en rodajas finas
2 tazas de caldo de verduras
4 cucharaditas de pimentón ahumado
2 cucharadas de yogur griego natural desnatado
Sal y pimienta negra
¼ de taza de perejil fresco picado

### Para el arroz de coliflor
1 coliflor mediana, limpia y cortada en ramilletes
3 cucharadas de aceite de oliva
2 dientes de ajo picados
1 ½ cucharadita de sal
1 cucharadita de pimienta negra
½ taza de caldo de verduras
4 cucharadas de ghee (mantequilla clarificada) o mantequilla sin sal
¼ de taza de nata espesa

1. Prepara el Stroganoff: pon los champiñones, el ajo, la cebolla, el caldo y el pimentón en una olla de cocción lenta y programa a fuego alto durante 4 horas.

2. Abre la olla y añade el yogur. Salpimienta al gusto. Tapa la olla y mantén el Stroganoff caliente.

3. Prepara el arroz de coliflor: coloca los ramilletes de coliflor en un robot de cocina y pica hasta que parezcan granos de arroz.

4. Calienta una cacerola grande a fuego medio. Añade el aceite de oliva, el arroz de coliflor, el ajo, la sal y la pimienta. Lleva a ebullición y cocínalo durante 3 minutos, removiendo suavemente con una cuchara de madera. Vierte el caldo, tapa la olla, reduce la temperatura a media-baja y cocínalo a fuego lento durante 12 minutos, removiendo suavemente y de vez en cuando.

5. Incorpora el ghee y la nata, y cocínalo a fuego lento otros 5 minutos, hasta que esté cremoso.

6. Sirve el Stroganoff con el arroz cremoso de coliflor.

 **Tofu tostado con ensalada de brócoli y sésamo**
PARA 4 RACIONES

1 bloque de tofu (340 gramos) extrafirme, cortado en dados
Hierbas y condimentos de tu elección
4 cucharadas de aceite de coco
4 tazas de ensalada de brócoli
4 cucharadas de semillas de sésamo

1. Coloca los dados de tofu en un bol mediano. Añade las hierbas y los condimentos y frótalos para cubrirlos.

2. Pon 2 cucharadas de aceite de coco en una sartén grande a fuego fuerte. Cuando esté derretido, añade el tofu y saltéalo de 3 a 4 minutos por cada lado, hasta que esté oscuro. Pásalo a un bol, tápalo y mantenlo caliente.

3. Limpia la sartén y añade las 2 cucharadas de aceite de coco restantes a fuego medio-alto. Cuando el aceite se haya derretido, añade la ensalada de brócoli y saltéala hasta que esté tierna, unos 2 minutos.

4. Reparte la ensalada salteada en platos individuales y pon encima el tofu tostado. Espolvorea las semillas de sésamo y sirve.

# Tempe a la barbacoa, verduras y arroz de coliflor

PARA 4 RACIONES

½ taza de salsa barbacoa Primal Kitchen

½ taza de zumo de naranja natural

2 ½ cucharadas de tamari

2 cucharadas de vinagre de sidra de manzana

2 paquetes (226 gramos) de tempe

1 coliflor pequeña (aproximadamente 450 gramos)

2 cucharadas de ghee (mantequilla clarificada) o mantequilla sin sal

½ cebolla amarilla mediana, picada fina

1 o 2 cucharaditas de ajo en polvo

¼ de cucharadita de nuez moscada recién rallada

Sal y pimienta negra

2 cucharadas de aceite de oliva

3 dientes de ajo picados

6 tazas de col rizada fresca picada

1 cucharada de zumo de limón fresco

2 cucharadas de aceite de coco

½ taza de perejil fresco de hoja plana picado

½ taza (56 gramos) de queso parmesano rallado

Cacahuetes salados tostados, picados gruesos (opcional)

1. En un bol pequeño, mezcla la salsa barbacoa, el zumo de naranja, el tamari y el vinagre. Vierte la mezcla en una sartén poco profunda (de 20 centímetros cuadrados funciona muy bien). Corta el tempe por la mitad horizontalmente, y luego en triángulos, para 16 triángulos, cada uno de 6,5 milímetros cm de grosor. Coloca el tempe en la marinada y vierte un poco de salsa por encima. Déjalo reposar durante al menos 1 hora, preferiblemente toda la noche, dándole la vuelta de vez en cuando.

2. Corta la coliflor en ramilletes. En un robot de cocina, pícalos un poco hasta obtener la textura del arroz.

3. Calienta el ghee a fuego medio en una sartén grande, luego añade la cebolla y cocínala hasta que esté dorada, unos 4 minutos.

Añade la coliflor, el ajo en polvo y la nuez moscada, y sazona al gusto con sal. Rehógalo de 5 a 7 minutos para que se caliente todo, luego tápalo para mantenerlo caliente.

4. Pon a calentar a fuego medio una sartén grande con aceite de oliva. Cuando esté brillante, añade el ajo y saltéalo hasta que esté dorado, aproximadamente 1 minuto. Añade la col rizada y saltéala de 2 a 3 minutos, hasta que se poche. Añade el zumo de limón y una pizca de sal y pimienta.

5. Precalienta una parrilla al aire libre o una sartén de hierro fundido en la cocina a fuego medio-alto. Unta las rejillas o la sartén con el aceite de coco. Escurre el tempe, reservando la marinada para cocinar y sírvelo. Fríe o saltea el tempe durante 5 minutos por cada lado, untándolo de vez en cuando con la marinada.

6. Añade el perejil y el parmesano al arroz de coliflor y salpimiéntalo.

7. Sirve un montoncito de arroz de coliflor en cuencos grandes, añádeles parte del tempe y úntalos con la marinada restante. Espolvorea los cacahuetes y sírvelos con la col rizada de acompañamiento.

 ## Enchiladas vegetarianas de queso con tortitas sin cereales
PARA 4 RACIONES

### Para las tortitas
1 taza de harina de almendras
¼ de taza de harina de coco
2 cucharaditas de goma xantana
1 cucharadita de levadura en polvo
½ cucharadita de sal kosher
2 cucharaditas de zumo de lima fresco
1 huevo grande ligeramente batido
1 cucharada de agua

### Para la salsa enchilada
1 ½ taza de salsa de tomate sin azúcar añadido
1 taza de caldo de verduras

1 cucharadita de vinagre de sidra de manzana

1 ½ cucharadita de chile en polvo

1 ½ cucharadita de pimentón ahumado

1 ½ cucharadita de comino molido

½ cucharadita de cebolla en polvo

½ cucharadita de ajo en polvo

1 cucharadita de sal

**Para el relleno**

2 cucharadas de aceite de aguacate

⅓ de cebolla pequeña cortada en dados

1 pimiento pequeño, sin corazón y cortado en dados

Medio calabacín pequeño cortado en dados

3 huevos grandes, ligeramente batidos

2 tazas de espinacas frescas

1 cucharada de chile en polvo

1 ½ cucharadita de sal de ajo

1 cucharadita de cebolla en polvo

½ cucharadita de comino molido

1 ½ taza (170 gramos) de queso cheddar rallado

1. Prepara la masa de la tortilla: mezcla la harina de almendras, la harina de coco, la goma xantana, la levadura en polvo y la sal en un robot de cocina. Bátelo durante 5 segundos, hasta que esté bien mezclado.

2. Con el robot de cocina en marcha, vierte lentamente el zumo de lima, después añade el huevo y, por último, el agua. Cuando la masa se una y forme una bola, vacíala sobre un trozo de film transparente. Amasa con las manos durante uno o dos minutos, envuélvela en el plástico y déjala reposar en el frigorífico durante 10 minutos.

3. Prepara la salsa: coloca la salsa de tomate, el caldo, el vinagre, el chile en polvo, el pimentón, el comino, la cebolla en polvo y el ajo en polvo en una cacerola mediana y revuelve para mezclar. Ponlo a fuego medio y llévalo casi a ebullición, luego baja el fuego y cocina a fuego lento hasta que se reduzca a la mitad o hasta que esté tan espesa como se desee, de 15 a 30 minutos.

4. Dale forma a las tortitas: divide la masa en 8 bolas, de unos 3,8 centímetros. Coloca una bola entre 2 trozos de papel pergamino o papel encerado y extiéndala con un rodillo hasta que tenga un grosor de 4,5 centímetros y un diámetro de 12 a 15 centímetros.

5. Calienta una sartén grande de hierro fundido a fuego medio-alto. Cuando esté caliente, añade una tortita y cocínala hasta que esté ligeramente tostada, unos 20 segundos por cada lado. Continúa extendiendo y cocinando las tortitas; mientras se cocina una tortita, extiende la siguiente. Cuando las tortitas terminen de cocinarse, apílalas en un plato con trozos de papel de cocina o papel de cera entre cada una de ellas. Necesitarás 8 tortitas para esta receta; puedes congelar las que sobren para otra ocasión.

6. Prepara el relleno: calienta el aceite de aguacate en una cacerola mediana a fuego medio y añade la cebolla y el pimiento. Saltéalos hasta que estén blandos, unos 3 minutos. Añádele el calabacín y los huevos. Luego las espinacas, remuévalas y, cuando se hayan ablandado, añade el chile en polvo, la sal de ajo, la cebolla en polvo y el comino. Reduce el fuego y déjalo cocer a fuego lento, removiendo, hasta que el relleno esté bien mezclado y caliente.

7. Monta las enchiladas: en una superficie de trabajo, coloca una tortita y luego vierte con una cuchara aproximadamente media taza del relleno. Espolvorea 1 cucharada y media de queso, luego enrolla la tortita, manteniendo el relleno en su lugar. Coloca la enchilada en un molde para hornear de 33x22 centímetros y luego continúa rellenando y enrollando las 7 enchiladas restantes.

8. Precalienta el horno a 170 °C. Vierte la salsa sobre las enchiladas en la fuente de horno y espolvorea el queso restante por encima. Hornea durante aproximadamente 30 minutos, o hasta que la salsa esté bien caliente, burbujeante y el queso empiece a dorarse por encima. Sírvelas calientes.

**Bol de edamame picante con salsa cremosa de chile**

PARA 4 RACIONES

## Para el edamame

2 ½ cucharadas de aceite de sésamo tostado

6 cebolletas, las partes verde y blanca divididas y cortadas en rodajas

⅓ de taza de cebolla roja picada

5 dientes de ajo picados

2 tazas de edamame congelado

1 cucharadita de jengibre fresco rallado

1 cucharada de Sriracha u otra salsa picante

1 bolsa (400 gramos) de ensalada de col

3 cucharadas de tamari o salsa de soja

1 cucharada de vinagre de vino de arroz

½ cucharadita de pimienta blanca molida

Sal

Semillas de sésamo negro para adornar

## Para la salsa de chile

¼ taza de mayonesa de aceite de oliva

1 cucharada de Sriracha u otra salsa picante

Sal

1. Prepara el edamame: calienta el aceite de sésamo en una sartén grande a fuego medio. Cuando el aceite esté caliente, añade las partes blancas de las cebolletas, la cebolla roja y el ajo y saltéalo y remover, hasta que la cebolla empiece a ablandarse, unos 3 minutos.
2. Añade el edamame congelado, el jengibre y la salsa picante y cocínalo hasta que el edamame esté bien caliente, unos 3 minutos.
3. Añade la mezcla de ensalada de col, el tamari, el vinagre, la pimienta blanca y la sal al gusto, y remueve hasta que estén bien combinados. Cocínalo, removiendo regularmente, hasta que la col esté tierna, unos 5 minutos.
4. Mientras tanto, prepara la salsa de chile: en un bol pequeño, bate la mayonesa y la salsa picante. Sazona al gusto con la sal.

5. Sirve la mezcla de edamame en cuencos y rocía la salsa de chile por encima. Decorarlos con las cebolletas y espolvorea las semillas de sésamo negro por encima.

### Palitos de apio con mantequilla de almendras
PARA 1 RACIÓN

2 cucharadas de mantequilla de almendras sin azúcar
2 tallos de apio cortados

Unta cada tallo de apio con 1 cucharada de mantequilla de almendras.

### Zanahorias y apio con linaza y mantequilla de almendras
PARA 1 RACIÓN

2 cucharadas de linaza molida
2 cucharadas de mantequilla de almendras sin azúcar
10 zanahorias pequeñas
2 tallos de apio cortados por la mitad transversalmente

En un bol pequeño, mezcla la linaza con la mantequilla de almendras hasta que quede suave. Utilízalo como salsa para las zanahorias y el apio.

### Bocaditos caprese
PARA 24 BROCHETAS

24 tomates cherri
24 hojas de albahaca fresca
1 paquete (226 gramos) de bolas de mozzarella fresca de leche entera
24 brochetas pequeñas
Aceite de oliva

Ensarta un tomate, una hoja de albahaca doblada por la mitad y una bola de mozzarella en cada brocheta. Coloca las brochetas en una fuen-

te de servir y rocíalas con un poco de aceite de oliva. Calcula 3 brochetas por persona.

### Racimos de manzana

PARA 1 RACIÓN

1 manzana pequeña, sin corazón y cortada en rodajas
2 cucharadas de mantequilla de almendras sin azúcar
1 cucharada de semillas de chía
1 cucharada de linaza molida
2 cucharadas de copos de coco sin azúcar

1. Coloca las rodajas de manzana en un plato.
2. Mezcla la mantequilla de almendras con las semillas de chía y linaza en un bol pequeño apto para microondas y calienta en el microondas a máxima potencia de 15 a 30 segundos, hasta que se
   derrita ligeramente.
3. Rocía la mezcla de mantequilla de almendras sobre las rodajas de
   manzana y cubre con los copos de coco.

### Aguacate Aloha

PARA 4 RACIONES

2 aguacates maduros
1 taza de nueces de macadamia partidas por la mitad
½ taza de copos de coco sin azúcar

Parte los aguacates por la mitad y quítales el hueso. Vuelve a cortar las
mitades por la mitad y rellena las cavidades con las nueces y el coco.

### Nueces especiadas

PARA 1 RACIÓN

¼ de taza de nueces enteras
1 cucharadita de aceite de aguacate
½ cucharadita de especias para tarta de calabaza

Coloca las nueces en un bol pequeño. Rocía con el aceite de aguacate y espolvorea con la especia para tarta de calabaza. Mezcla bien y sirve.

 ### Crujientes de aguacate
PARA 1 RACIÓN

1 aguacate partido por la mitad, sin hueso y troceado
¼ de taza de queso parmesano rallado
1 cucharadita de zumo de limón fresco
½ cucharadita de ajo en polvo
½ cucharadita de condimento italiano

1. Precalienta el horno a 162 °C. Forra una bandeja del horno con papel de cocinar.
2. En un bol mediano, tritura el aguacate hasta que quede suave. Añade el queso, el zumo de limón, el ajo en polvo y el condimento italiano. Mézclalo bien.
3. Coloca trocitos del tamaño de una cucharadita de la mezcla de aguacate en la bandeja para hornear, espaciándolos uniformemente y extendiéndolos finamente. Hornéalo de 15 a 18 minutos.

 ### Queso y nueces
PARA 1 RACIÓN

¼ de taza de mitades de nueces
1 barrita de queso

Presenta las nueces en un plato junto con la barrita de queso.

 ### Almendras con queso
PARA 1 RACIÓN

1 quesito redondo mini Babybel
½ taza de almendras

Presenta el queso en un plato junto con las almendras.

### Bocaditos de pepino «everything bagel»

PARA 4 RACIONES

1 pepino mediano
1 paquete (113 gramos) de crema de queso
2 cucharadas de mantequilla salada
2 cucharadas de yogur griego natural desnatado
4 cucharaditas de mezcla de condimentos «everything bagel».

1. Corta el pepino por la mitad a lo largo.
2. En un tazón pequeño, mezcla la crema de queso, la mantequilla y el yogur, removiéndolo bien hasta obtener una mezcla heterogénea.
3. Cubre las mitades de pepino con la mezcla de la crema de queso. Espolvorea el condimento sobre las mitades.
4. Vuelve a cortar las mitades del pepino por la mitad para obtener 4 raciones.

### Chips crujientes de col rizada con pecanas

PARA 3 RACIONES

Espray antiadherente
1 manojo grande de col rizada fresca, sin tallo ni hojas
2 cucharadas de aceite de oliva
1 cucharada de sal marina
¾ de taza de nueces pecanas picadas

1. Precalienta el horno a 176 °C. Engrasa ligeramente una bandeja de hornear con el espray o utiliza un tapete de silicona.
2. Coloca la col rizada dentro de una bolsa de plástico grande con cierre. Añade el aceite de oliva, cierra la bolsa y frota las hojas con el aceite para empaparlas bien.
3. Extiende la col rizada sobre la bandeja para hornear, aplanando las hojas. Hornéala durante 12 minutos, hasta que las hojas estén crujientes. Sácala del horno y espolvorea sal marina por encima. Sirve con las nueces.

### Salsa cremosa de aguacate

PARA ½ TAZA (1 RACIÓN)

1 aguacate, partido por la mitad, sin hueso y sin pulpa

1 cucharada de aceite de aguacate o mayonesa de aceite de oliva

Zumo de 1 limón (3 cucharadas)

1 cucharada de cilantro fresco picado

Mezcla el aguacate, la mayonesa, el zumo de limón y el cilantro en un bol pequeño y machacarlo todo con un tenedor hasta que quede suave. Sirve la salsa con los palitos de verduras o las galletas saladas con las semillas que prefieras.

### Guacamole fácil

PARA 2 TAZAS (8 RACIONES)

¼ de taza de cebolla finamente picada

3 aguacates maduros

2 cucharadas de zumo fresco de lima o limón

1 tomate Roma grande, sin semillas y cortado en dados

¼ de taza de hojas y tallos tiernos de cilantro fresco picado

½ cucharadita de comino molido

½ cucharadita de sal

1. Pon la cebolla en un bol pequeño, cúbrela con agua tibia y déjala reposar 10 minutos hasta que se ablande.
2. Corta los aguacates por la mitad a lo largo y con una cuchara sácales el hueso, luego la pulpa y colócalos en un bol mediano.
3. Añade el zumo de lima y machaca el aguacate con un tenedor hasta que quede cremoso pero con trocitos. Incorpora el tomate, el cilantro y el comino. Escurre la cebolla y añádela al bol junto con sal al gusto.
4. Prueba el guacamole y rectifica los condimentos si es necesario. Sirve acompañado con verduras de tu elección para mojar.

### Salsa de judías blancas a las finas hierbas

PARA 2 RACIONES (¾ DE TAZA)

½ taza de judías cannellini cocidas

½ limón exprimido (aproximadamente 1 cucharada y media)

1 cucharadita de ralladura de limón

2 cucharadas de tahíni o salsa de soja

1 cucharada de aceite de oliva

1 cucharada de eneldo fresco picado

1 diente de ajo

Pasa todos los ingredientes por un robot de cocina hasta obtener una mezcla homogénea.

Sirve con verduras de tu elección para mojar.

 ### Salsa de queso cottage con hierbas frescas y pepino

PARA 2 RACIONES

½ taza de cottage de leche entera

1 cucharada de zumo de limón fresco

½ cucharadita de ajo en polvo

½ cucharadita de cebolla en polvo

¼ de cucharadita de pimienta negra

1 cucharada de eneldo fresco picado

1 pepino pequeño, cortado en rodajas

1. Pon el requesón, el zumo de limón, el ajo en polvo, la cebolla en polvo, la pimienta y el eneldo en una batidora. Bátelo hasta que quede suave.
2. Vierte la salsa en un bol y sumerge las rodajas de pepino en ella.

 ### Rodajas de verduras con salsa de mayonesa italiana

PARA 4 RACIONES

1 taza de mayonesa de aceite de oliva

1 cucharada de condimento italiano

2 pepinos grandes cortados en rodajas

2 zanahorias grandes cortadas en rodajas

8 espárragos limpios y cortados en trozos pequeños

8 rábanos cortados por la mitad o en cuartos

1. En un tazón pequeño, mezcla la mayonesa y el condimento, removiendo hasta conseguir una mezcla homogénea.
2. Coloca los pepinos, las zanahorias, los espárragos y los rábanos en una bandeja y sírvelos junto a la salsa.

###  Aceitunas, garbanzos y verduras marinadas con tomillo y eneldo

PARA 4 RACIONES

2 pepinos grandes cortados en rodajas

2 zanahorias medianas cortadas en rodajas

1 lata (425 gramos) de garbanzos enjuagados y escurridos

2 tazas de aceitunas

½ taza de vinagre de vino tinto

¼ de taza de hojas de tomillo fresco

¼ de taza de eneldo fresco

En un bol grande, mezcla los pepinos, las zanahorias, los garbanzos y las aceitunas. Vierte el vinagre y añade las hierbas. Remuévelo todo para mezclar bien los sabores, luego cúbrelo y refrigéralo durante 15 minutos, hasta que esté listo para servir.

###  Ensalada de pepino, tomate y queso feta

PARA 1 RACIÓN

1 pepino mediano cortado en rodajas

1 taza de tomates cherri cortados por la mitad

¼ de cebolla roja pequeña cortada en dados

1 diente de ajo picado

1 cucharada de aceite de oliva

1 cucharada de vinagre de vino tinto

2 cucharadas de queso feta desmenuzado

Pon el pepino, los tomates, la cebolla y el ajo en una ensaladera. Rocía con el aceite de oliva y el vinagre y remueve para aliñar las verduras. Esparce el queso feta por encima.

### Wraps de lechuga con pavo y mayonesa

PARA 2 WRAPS (1 RACIÓN)

1 cucharada de mayonesa de aceite de oliva
1 cucharada de vinagre de vino tinto
1 cucharada de linaza molida
2 hojas grandes de lechuga
55 gramos de fiambre de pavo en lonchas
1 loncha de queso suizo

1. Mezcla la mayonesa, el vinagre y la linaza en un bol pequeño.
2. Coloca las hojas de lechuga sobre una superficie plana y cubre cada una con un poco de la mayonesa; luego coloca encima el pavo y el queso. Dóblalas y emplátalas.

### Huevo duro con aguacate

PARA 1 RACIÓN

1 huevo duro grande, sin cáscara y partido por la mitad
Medio aguacate pelado, sin hueso y cortado en rodajas

Coloca las mitades de huevo en un plato de servir junto con las rodajas de aguacate al lado.

### Huevos rellenos

PARA 1 RACIÓN

2 huevos duros grandes
1 cucharada de mayonesa de aceite de aguacate
1 cucharada de semillas de chía
¼ de cucharadita de cúrcuma molida
1 pimiento verde, sin corazón y cortado en tiras

1. Pela los huevos, córtalos por la mitad y retira las yemas.
2. Mezcla las yemas, la mayonesa, las semillas de chía y la cúrcuma en un bol pequeño. Vierte un poco de la mezcla de mayonesa en cada clara.
3. Coloca los huevos rellenos en un plato y acompaña con las tiras de pimiento verde.

 ### Rollitos de pavo al natural
PARA 1 RACIÓN

56 gramos de fiambre de pavo en lonchas
56 gramos de queso suizo en lonchas
1 cucharada de mostaza marrón picante

Coloca las lonchas de pavo sobre una superficie plana. Cúbrelas con las lonchas de queso. Extiende la mostaza por encima y enróllalas.

 ### Ensalada de puré de edamame
PARA 4 RACIONES

1 ½ taza de edamame congelado
2 tazas de agua hirviendo
2 dientes de ajo
1 cucharada de zumo de lima
2 ½ cucharadas de mayonesa de aceite de aguacate
2 cucharadas de cilantro fresco picado
1 cucharada de menta fresca picada
1 cucharada de eneldo fresco picado
¼ de cucharadita de mostaza molida a la piedra
¼ de cucharadita de sal
¼ de cucharadita de pimienta negra molida
4 tazas de espinacas frescas
1 taza de col lombarda rallada

1. Pon el edamame en un bol grande y vierte el agua hirviendo por encima. Coloca un plato o tapa sobre el bol y deja que el edamame

se cueza durante 5 minutos. Escurre el agua y enjuaga el edamame hasta que se enfríe.

2. Coloca el edamame, el ajo, el zumo de lima, la mayonesa, las hierbas, la mostaza, la sal y la pimienta en un robot de cocina y bátelo justo hasta que el puré aún tenga algo de textura. Pásalo a un bol y refrigéralo hasta el momento de montar la ensalada.

3. Reparte las espinacas y la col en 4 platos. Cúbrelos con el puré de edamame y sirve.

 ### Nueces con bayas y coco

PARA 1 RACIÓN

¼ de taza de pecanas

¼ de taza de arándanos frescos

¼ de taza de fresas frescas

2 cucharadas de copos de coco sin azúcar

Coloca las pecanas, las bayas y el coco en un tazón, ¡y disfruta!

 ### Nueces con chocolate negro

PARA 1 RACIÓN

1 trozo (1 onza) de chocolate negro al 70% o más

¼ de taza de pecanas

Funde el chocolate y sumerge las pecanas en él o simplemente come el chocolate y las pecanas.

 ### Frambuesas con nueces

PARA 1 RACIÓN

½ taza de frambuesas frescas

¼ taza de nueces pecanas

Pon las frambuesas y las nueces en un bol pequeño, ¡y a disfrutar!

### Bol de frutas frescas
PARA 1 RACIÓN

¼ de taza de fresas frescas, peladas y cortadas por la mitad
¼ taza de frambuesas frescas
¼ taza de moras frescas
¼ taza de arándanos frescos
2 cucharadas de almendras fileteadas

Coloca las bayas y las almendras en un bol, ¡y a disfrutar!

### Bayas tropicales
PARA 1 RACIÓN

Media taza de arándanos frescos
2 cucharadas de copos de coco sin azúcar

Coloca los arándanos y el coco en un bol, ¡y a disfrutar!

### Fresas con crema de chía
PARA 1 RACIÓN

1 taza de fresas frescas cortadas por la mitad
2 cucharadas de nata espesa
1 cucharada de semillas de chía
1 cucharada de copos de coco sin azúcar

Coloca las fresas en un cuenco pequeño. Rocíalas con la nata y espolvorea las semillas de chía y los copos de coco por encima.

### Rodajas de pera y queso ricotta
PARA 1 RACIÓN

Media pera mediana madura, sin corazón y cortada en rodajas
¾ de taza de ricotta de leche entera (puede ser ricotta sin lactosa)
Una pizca de canela molida (opcional)

Con rapidez, para que la pera no se oxide, extiende las rodajas en un plato. A continuación, coloca la ricotta al lado y si lo deseas, espolvorea la canela por encima.

### Almendras con moca de chocolate y queso en tiras

PARA 6 RACIONES

1 taza de almendras crudas (sin sal)
½ cucharadita de aceite de oliva
1 cucharada de cacao en polvo sin azúcar
1 cucharadita de café instantáneo
1 cucharadita de azúcar en polvo Swerve
6 tiras de queso a elegir

1. En una sartén antiadherente pequeña, tuesta las almendras a fuego lento, removiendo cada dos minutos, hasta que estén aromáticas, unos 3 minutos. Añade el aceite de oliva y remueve para cubrirlas. Retira del fuego.
2. Mezcla el cacao en polvo, el café y el edulcorante en una batidora de alta potencia o en un robot de cocina hasta que convertirlo en polvo.
3. Vierte las almendras y la mezcla de cacao en un bol mediano y remueve para cubrir uniformemente. Sacude el exceso. Extiéndelas sobre papel de cocina para que se enfríen.
4. Guarda las almendras en un recipiente hermético a temperatura ambiente.

### Batido de tarta de arándanos

PARA 1 RACIÓN

2 cucharadas de colágeno en polvo
1 cucharada de polvo MCT o aceite de coco
1 taza de espinacas frescas picadas
½ taza de arándanos frescos
2 cucharadas de semillas de chía
2 cucharadas de semillas de lino

2 cucharadas de mantequilla de almendras sin azúcar
½ cucharadita de extracto de almendras
Una pizca de nuez moscada rallada (opcional)

Mezcla el polvo, las espinacas, los arándanos, las semillas y la mantequilla de almendras en una batidora. Tritura, añade el extracto de almendra y la nuez moscada, y pulsa una vez más hasta obtener una
mezcla homogénea.

 **Batido de bayas mixtas**
PARA 1 RACIÓN
¼ de taza de fresas frescas cortadas por la mitad
¼ de taza de moras frescas
¼ de taza de frambuesas frescas
¼ de taza de leche entera
1 yogur griego
1 taza de espinacas tiernas
1 cucharada de semillas de chía
1 cucharada de linaza molida
Cubitos de hielo

Pon las bayas, el yogur, las espinacas, las semillas de chía y la linaza
en una batidora y añade un par de cubitos de hielo. Licúa hasta obtener una mezcla homogénea, añadiendo en caso necesario un poco de
agua para diluir hasta obtener la consistencia deseada.

 **Batido de frambuesa y almendras**
PARA 1 RACIÓN
½ taza de yogur griego desnatado
½ taza de col rizada fresca picada
¼ de taza de frambuesas frescas
1 cucharada de mantequilla de almendras sin azúcar
1 cucharada de semillas de chía

Bate todos los ingredientes en una batidora hasta obtener una mezcla homogénea.

### Copa de batido de mantequilla de cacahuete

PARA 1 RACIÓN

¼ de taza de yogur griego entero
2 cucharadas de cacao en polvo sin azúcar
2 cucharadas de mantequilla de cacahuete sin azúcares
   añadidos
1 cucharada de linaza molida
½ cucharadita de extracto de vainilla
Cubitos de hielo (opcional)

Pon el yogur, el cacao, la mantequilla de cacahuete, la linaza y la vainilla en una batidora. Añade los cubitos de hielo si lo deseas. Bátelo todo hasta obtener una mezcla homogénea.

### Batido de mantequilla de cacahuete-moca

PARA 1 RACIÓN

½ taza de leche de almendras sin azúcar
2 cucharadas de semillas de chía
2 cucharadas de linaza molida
1 cucharadita de cacao en polvo sin azúcar
2 cucharadas de mantequilla de cacahuete sin azúcar añadido
¼ de cucharadita de extracto de vainilla
Medio plátano maduro pelado, preferiblemente congelado
2 cucharadas de café expreso
⅓ de taza de hielo picado
Una pizca de sal

Bate la leche de almendras, las semillas de chía, la linaza, el cacao, la mantequilla de cacahuete, la vainilla, el plátano, el café expreso y el hielo todo junto en una batidora de alta potencia, hasta obtener una mezcla homogénea. Pruébalo y sazona con sal.

### Batido verde de mantequilla de almendras

PARA 1 RACIÓN

1 cucharada de proteína vegana en polvo

1 taza de leche de almendras

½ taza de arándanos frescos

2 cucharadas de mantequilla de almendras

2 cucharadas de linaza molida

Bate todos los ingredientes hasta obtener una mezcla homogénea.

### Batido vegano de rollo de canela

PARA 1 RACIÓN

2 cucharadas de mezcla de proteínas de coco Carrington Farms
Organic (otras proteínas en polvo pueden alterar el recuento
de macros)

1 cucharadita de canela

½ cucharadita de extracto de vainilla

2 cucharadas de semillas de lino molidas

¾ de taza de Kite Hill sin azúcar

Yogur de leche de almendras (otras marcas de yogur sin lácteos
pueden influir en el recuento de macros)

1 taza de leche de almendras sin azúcar

1 taza de cubitos de hielo

Bate todos los ingredientes en una batidora hasta obtener una mezcla
homogénea.

### Pudín de chía

PARA 1 RACIÓN

1 cucharada de semillas de lino

2 cucharadas de nueces pecanas picadas

Canela molida

½ taza de leche de coco sin azúcar

¼ de taza de semillas de chía

En un bol pequeño, mezcla las semillas de lino, las nueces pecanas y la canela al gusto. Añade la leche de coco poco a poco, removiéndolo todo, hasta que se mezclen los ingredientes. Espolvorea las semillas de chía y remuévelo suavemente. Cúbrelo y refrigerarlo de 4 a 5 horas, o toda la noche, hasta que el pudin haya espesado.

 ### Pudin de coco-chía con frambuesas
PARA 2 RACIONES

1 lata (425 gramos) de leche de coco sin azúcar
½ cucharadita de extracto de vainilla
Una pizca de estevia o edulcorante de fruta de monje
¼ de cucharadita de especias para pastel de calabaza
½ taza de semillas de chía
½ taza de frambuesas frescas

1. Pon la leche de coco, la vainilla, el edulcorante y la especia para pastel de calabaza en un bol mediano y remuévelo bien. Asegúrate de deshacer bien todos los grumos de coco y de que la mezcla quede homogénea. Añade las semillas de chía y vuelve a mezclar.
2. Tapa el bol y refrigéralo durante 4 horas o más, o hasta que espese.
3. Coloca el pudin en cuencos individuales y cúbrelos con las frambuesas.

 ### Pudin de coco y nueces con chía
PARA 4 RACIONES

4 tazas de leche de almendras sin azúcar
4 cucharadas de semillas de chía
½ cucharadita de estevia
½ cucharadita de canela molida
½ taza de nueces picadas
½ taza de pecanas picadas
¼ de taza de pipas de girasol
¼ de taza de copos de coco sin azúcar

En un bol mediano, mezcla la leche de almendras, las semillas de chía, la estevia y la canela. Cúbrelo y refrigéralo durante 2 horas o toda la noche, hasta que espese. Cuando vayas a emplatarlo, sírvelo con una cuchara en cuencos individuales y cubriéndolos con algunas de las nueces, semillas de girasol y copos de coco.

 ## Pudin de chía con mantequilla de cacahuete y chocolate
PARA 2 RACIONES

### Para el pudin
¼ de taza de cacao en polvo o cacao en polvo sin azúcar
1 cucharada de edulcorante Swerve
½ cucharadita de canela molida (opcional)
Una pizca de sal
½ cucharadita de extracto de vainilla
1 ½ taza de leche de almendras sin azúcar
½ taza de semillas de chía

### Para la cobertura
2 cucharadas de mantequilla de cacahuete sin azúcar añadido
¼ de taza de frambuesas frescas

1. Prepara el pudin: tamiza el cacao en polvo en un bol pequeño. Añade el edulcorante, la canela, la sal y la vainilla, y bátelo bien. Añade la leche de almendras poco a poco y bátelo hasta que se forme una masa; luego sigue batiéndola hasta que quede suave.
2. Incorpora las semillas de chía y bátelo una vez más. Tápalo y refrigéralo de 3 a 5 horas o toda la noche, hasta que espese. También puede ser útil remover la mezcla una vez que haya estado en el frigorífico de 30 a 45 minutos.
3. Prepara la cobertura: cuando esté lista para comer, derrite la mantequilla de cacahuete en un bol pequeño en el microondas a máxima potencia durante 20 o 30 segundos.
4. Con una cuchara, sirve el pudin en cuencos y cúbrelos con un chorrito de mantequilla de cacahuete y unas frambuesas.

### Yogur de chocolate y mantequilla de cacahuete
PARA 1 RACIÓN

½ taza de yogur griego entero

1 cucharada de mantequilla de cacahuete sin azúcar añadido

1 cucharada de cacao en polvo sin azúcar

2 cucharadas de semillas de chía

Pon el yogur en un bol y añade la mantequilla de cacahuete, el cacao y las semillas de chía.

 ### Parfait de yogur vegano
PARA 1 RACIÓN

½ taza de yogur natural de leche de almendras sin azúcar (como Kite Hill)

1 cacito de proteína en polvo vainilla KOS Organic Plant (otras marcas pueden influir en el recuento de macros)

1 cucharada de linaza molida

⅓ de taza de arándanos frescos

¼ de taza de pecanas

Mezcla el yogur, la proteína en polvo y la linaza en un bol pequeño. Cubre con las bayas y las pecanas.

 ### Muffin de frambuesa y linaza
PARA 1 RACIÓN

1 huevo grande

1 cucharada de aceite de coco derretido

1 cucharadita de extracto de vainilla

4 cucharadas de linaza molida

½ cucharadita de levadura en polvo

¼ de cucharadita de canela molida

3 cucharaditas de edulcorante de fruta de monje (con o sin eritritol)

2 cucharadas de frambuesas frescas

1 cucharada de pepitas de chocolate negro sin azúcar
1 cucharada de nata espesa montada

1. Pon el huevo, el aceite de coco y la vainilla en un bol pequeño apto para microondas. Remuévelo bien y añade la linaza, la levadura en polvo, la canela y el edulcorante. Vuelve a removerlo hasta que estén bien mezclados.
2. Añade las frambuesas y las pepitas de chocolate, mezcla de nuevo y calienta en el microondas a máxima potencia durante 90 segundos.
3. Deja enfriar un poco el *muffin* y cúbrelo con la nata montada.

 **Bocaditos de manzana, chocolate y canela**

PARA APROX. 6 *MINIMUFFINS*

Espray antiadherente
½ taza de mantequilla de almendras sin azúcar
¼ de taza de cacao en polvo sin azúcar
¼ de taza de aceite de coco, derretido
2 cucharadas de mantequilla de manzana sin azúcar
Sal
½ cucharadita de extracto de almendra
Una pizca de canela molida

1. Precalienta el horno a 160 °C. Engrasa los moldes de *minimuffins* con el espray.
2. Mezcla la mantequilla de almendras, el cacao, el aceite de coco y la mantequilla de manzana en un bol mediano. Añade el extracto de almendra y la canela, y remueve otra vez para mezclar.
3. Vierte la masa con una cuchara en tantos moldes para *muffins* como masa tengas; rellena los moldes restantes con agua. Hornéalo durante 10 minutos, o hasta que al pinchar un palillo en el centro de un *muffin,* éste salga seco.
4. Saca los *muffins* del molde y sirve 1 por persona.

**Mugcake (bizcocho en taza) de chocolate y mantequilla de cacahuete**

PARA 1 RACIÓN

1 cucharada de mantequilla

1 huevo grande

1 cucharada de harina de coco

1 cucharada de estevia o edulcorante de fruta monje

1 cucharada de mantequilla de cacahuete sin azúcares añadidos

1 cucharada de cacao en polvo sin azúcar

½ cucharadita de levadura en polvo

2 cucharadas de pepitas de chocolate negro sin azúcar

1. Derrite la mantequilla en una taza grande apta para microondas, calentándola en el microondas a potencia alta durante 15 a 30 segundos.
2. Añádele el huevo, la harina de coco, la estevia, la mantequilla de cacahuete, el cacao y la levadura en polvo y remuévelo todo hasta que esté bien mezclado.
3. Añádele las pepitas de chocolate removiéndolo suavemente para distribuirlas. Caliéntalo en el microondas a máxima potencia durante 60 segundos y déjalo enfriar un poco antes de servir.

 **Barritas veganas**

PARA 16 BARRITAS

Espray de cocinar antiadherente

½ taza de almendras

½ taza de mitades de nueces

½ taza de nueces de macadamia

½ taza de semillas de calabaza

1 taza de coco rallado sin azúcar

1 cucharadita de canela molida

½ taza de mantequilla de cacahuete sin azúcares añadidos

¼ de taza de aceite de coco

2 cucharaditas de pasta de vainilla

1. Engrasa ligeramente un molde para hornear de 15x25 centímetros con el espray y forrarlo con papel de hornear.
2. Pica las almendras, las nueces, las nueces de macadamia y las pipas de calabaza en un robot de cocina. Pásalas a un cuenco grande y añádele el coco y la canela.
3. Mezcla la mantequilla de cacahuete, el aceite de coco y la pasta de vainilla en un cazo pequeño y ponlo a cocer, removiéndolo, a fuego lento de 3 a 5 minutos, o hasta que se derritan y se mezclen.
4. Vierte la mezcla de mantequilla de cacahuetes en la mezcla de frutos secos y remueve hasta que esté homogénea. Presiona la mezcla firmemente en el molde preparado, alisando la superficie con el dorso de una cuchara. Tápalo y enfríalo en la nevera de 2 a 3 horas, o hasta que esté firme. Córtalo en 16 barritas, calculando 1 barrita por ración.

 ## «Nice cream» de chocolate y plátano

PARA 2 RACIONES

2 plátanos maduros, pelados
2 cucharadas de mantequilla de almendras sin azúcar
¼ de taza de leche de almendras sin azúcar
1 cucharada de cacao en polvo sin azúcar
3 cucharadas de nibs de cacao
1 cucharada de semillas de chía
2 cucharadas de linaza molida

Tritura todos los ingredientes en un robot de cocina hasta obtener una crema homogénea. Ponla en un recipiente para congelar y déjala en el congelador durante varias horas o toda la noche para que se endurezca.

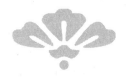

# Capítulo 10

# La dieta Galveston para toda la vida

Tal vez en el pasado, cuando seguiste una dieta o un plan nutricional, llegaste a un punto en el que sólo deseabas mantener tu peso y evitar el efecto yoyó. Son muy pocos los planes que ofrezcan una forma concreta de conseguir esto, y claramente la dieta Galveston es uno de ellos. Y lo hace centrándose no sólo en mantener esa pérdida de peso, sino también en mantener tu nuevo estilo de vida. Marca la diferencia. Las personas que consiguen un mayor éxito manteniéndose en su peso tras haberlo perdido son aquellas que adoptan los hábitos alimentarios positivos y los comportamientos del estilo de vida gracias al cual han podido alcanzar sus metas.

Llevas un mes siguiendo la dieta Galveston. Le has cogido el tranquillo al ayuno intermitente y has incorporado a tus rutinas de compra y cocina la idea de combinar la nutrición antiinflamatoria con los macronutrientes en las cantidades adecuadas, y de obtener micronutrientes óptimos para evitar carencias nutricionales. Estas tres acciones, especialmente cuando se convierten en hábitos positivos, te ayudarán a mantenerte estable de ahora en adelante.

Piensa en tus nuevos hábitos como si fueran senderos en el bosque. Los senderos se forman recorriéndolos una y otra vez, hasta que queda un camino bien trillado.

Cada vez que salgas a pasear por el bosque, seguirás este camino fácil y agradable en lugar de abrirte paso entre arbustos y zarzas para llegar a tu destino. Además, el camino trillado te hará sentir bien y querrás recorrerlo una y otra vez. Y lo mismo ocurre con tus nuevos hábitos de alimentación y estilo de vida.

*La dieta Galveston* ha consistido en reparar tu salud y bienestar en una fase muy importante de tu vida, ¡una fase que abarcará el 40 % o más de esa vida! Has restaurado tu cuerpo devolviéndolo a su peso saludable y probablemente has curado diversos problemas de salud. Y claro está, ¡querrás continuar por este camino!

La pregunta es: ¿cómo vivir este estilo de vida? La respuesta es pasar a lo que yo llamo «modo de mantenimiento»: incorporar estos hábitos a tu rutina a medida que avanzas. Sin embargo, ahora puedes hacer modificaciones de esas rutinas: la flexibilidad pasa ahora a ser el nombre del juego, cuando tengas las acciones básicas donde deben estar.

## Continuar con el ayuno intermitente

A estas alturas, tu cuerpo ya está acostumbrado al ayuno intermitente, por lo que debería ser un hábito fácil de mantener durante toda la vida. Yo, al principio, pensé que sólo lo haría durante unos meses. Pero lo que empezó como un experimento en realidad se convirtió en una forma de vida para mí que me ha ayudado a tomar el control de mi peso, bajar mi inflamación y sentirme increíble todos los días.

Aunque el ayuno intermitente es una forma modesta de perder kilos, su verdadero poder reside en mantener esos kilos a raya. Se acabaron las recuperaciones de peso y las dietas yoyó. Actualmente, el ayuno intermitente forma parte de mi consejo estándar de mantenimiento de la pérdida de peso para las mujeres a las que aconsejo.

La conclusión es que por primera vez disponemos de una herramienta, un hábito, que funciona para mantener el peso a raya y los niveles de inflamación bajos.

La ciencia me respalda. Antes, a una persona que adelgazaba, se le aconsejaba que controlara y contara las calorías para no volver a engordar. Pero las estadísticas nos dicen que este método no funciona: El 95 % de los que hacen dieta recuperan el peso perdido en un año, y a menudo con intereses. Y lo que es peor, el 50 % del peso que perdieron procedía de la grasa y el otro 50 % era masa muscular.

En 2021, un grupo de investigadores del Centro Médico de la Universidad de Kansas llevó a cabo un interesante estudio sobre el ayuno intermitente para mantener el peso. Descubrieron que el ayuno intermitente era una alternativa eficaz al recuento de calorías como forma de prevenir la recuperación de peso, y que podría ser una herramienta privilegiada para ayudar a las personas a mantenerse en su peso saludable.

¡Sigue así!

## Comer mejor y vivir mejor con alimentos antiinflamatorios

A estas alturas, ya te habrás dado cuenta de que los alimentos que ingieres juegan un papel fundamental a la hora de mantener la inflamación a un nivel bajo, mejorar tu metabolismo, favorecer la pérdida de peso y mejorar tu salud.

El hecho de que la dieta Galveston sea realmente un patrón de alimentación en lugar de una dieta de choque, lo convierte en uno de los planes más eficaces para combatir la inflamación.

Los componentes clave de aquí en adelante son comer una variedad de alimentos (especialmente plantas) que sean ricos en antioxidantes, fitoquímicos, fibra y grasas saludables, así como proteínas magras y otros nutrientes.

Estos alimentos y nutrientes son los pasos proactivos clave para prevenir enfermedades, controlar tu peso y evitar que reaparezcan los síntomas de la mediana edad.

Ahora tienes aún más flexibilidad en tu selección de alimentos. En el programa de mantenimiento, puedes ampliar tus opciones de alimentos antiinflamatorios. Ahora, por ejemplo, puedes añadir más frutas, como uvas, melones, papaya, piña, melocotones y prácticamente cualquier otra fruta fresca a tu repertorio en incrementos de una o dos raciones al día.

También puedes aumentar tu ingesta de hidratos de carbono con una o dos raciones extra de carbohidratos con almidón, como boniatos, calabaza de invierno, diversas hortalizas de raíz y cereales integrales. Todos estos alimentos presentan un gran poder antiinflamatorio. Sólo asegúrate de controlar tus macros de carbohidratos para que se ajustan a tu dieta de mantenimiento (*véase* más arriba).

Recuerda, la dieta Galveston es un plan para siempre basado en la elección, tu elección, de comer bien y vivir bien. Y como he señalado, no tiene nada que ver con la fuerza de voluntad y todo que ver con el aprendizaje acerca de tu cuerpo y el refuerzo de los comportamientos de vida que va a crear la versión más saludable de ti.

Los alimentos antiinflamatorios son una parte importante de todo esto. Reducen el riesgo de padecer enfermedades a largo plazo, por lo que hay que consumirlos a diario. Sin embargo, la inflamación puede reaparecer rápidamente si vuelves a consumir los alimentos equivocados. Por lo tanto, tienes que luchar contra la inflamación para siempre con la nutrición adecuada.

## Cambia tus ratios de combustible

A medida que mejores tu relación cintura-cadera, tu peso y otros indicadores de buena salud, puedes empezar a cambiar sus cantidades macro en el transcurso de pocas semanas. Lo que significa que ahora puedes comer más carbohidratos buenos y menos grasa, mientras mantienes una cantidad moderada de proteínas.

Esto implica reajustar tus macros; en otras palabras, harás un cambio en los porcentajes de carbohidratos y grasas. Una vez que hayas llegado a un punto en el que estés más sano, te sientas bien y te guste tu talla, ya no necesitarás seguir una fórmula de macros que ponga a tu cuerpo en modo quemagrasa. Puedes estabilizarlo todo mediante el ajuste de macros.

¿Por qué? Porque ahora, todo debería equilibrarse.

Tus hormonas están mejor reguladas, tu metabolismo es más sano y tienes más energía. Ahora tu cuerpo puede manejar un porcentaje diferente de macros.

Seguirás eligiendo alimentos antiinflamatorios que beneficien a tu cuerpo y muchos más. Seguirás reorientando tu combustible, pero con macros diferentes, y lo harás gradualmente. «Gradual» es el nombre del juego aquí. Mueve la aguja lentamente y, como resultado, es mucho más probable que los cambios se mantengan.

He aquí cómo hacerlo:

- Empieza con una o más semanas al 60 % de grasas, un 20 % de proteínas y un 20 % de carbohidratos.
- Avanza cada semana adicional con un 50 % de grasas, un 20 % de proteínas y un 30 % de carbohidratos.
- Estabilízate a largo plazo en un 40 % de grasas, un 20 % de proteínas y un 40 % de hidratos de carbono.

Por supuesto, es importante que sigas controlando tus macronutrientes mientras realizas estos ajustes. Tómate tu tiempo y asegúrate de prestar atención a cómo se siente tu cuerpo con estos ajustes. Ten paciencia. Convertir cada nuevo ajuste en un hábito puede tardar varias semanas.

Controla también tu peso. En el mantenimiento, pésate semanalmente o varias veces a la semana. Las personas que han conseguido mantener su peso y forman parte del Registro Nacional de Control de Peso, el mayor estudio de personas que han conseguido perder peso a largo plazo, mantienen su peso subiéndose a la báscula aproximadamente una vez a la semana.

No te olvides de controlar también los cambios no relacionados con la báscula. Lleva un control mediante el registro de la proporción entre cintura y cadera, como ya hemos comentado. A medida que vayas incorporando más alimentos a tu dieta, es importante que detectes si alguno de los que has reintroducido te causa inflamación o molestias. Si es así, reduce la cantidad de ese alimento o elimínalo de tu dieta.

No te alarmes por un aumento de peso de 1,5 kg; suele ser normal. Pero si observas que el peso vuelve a subir por encima de esa cifra, o si tu relación cintura/cadera no es la que debería, considéralo una señal de alarma. Una señal para que te controles y vuelvas en breve a la cantidad de 70 % de grasas, 20 % de proteínas y 10 % de carbohidratos.

A la hora de ajustar tus ratios de mantenimiento, ten en cuenta estos consejos:

- Todas las recetas de este libro pueden modificarse de algún modo para adaptarse mejor a las macros de mantenimiento.
- Sustituye las verduras bajas en carbohidratos por cereales integrales, legumbres y calabazas y frutas más ricas en almidón.
- Reduce la cantidad de grasas saludables que consumes en cada comida y tentempié. Un ejemplo sería comer medio aguacate en lugar de uno entero o utilizar 1 cucharada de aceite de oliva en lugar de 2 cucharadas.
- Continúa seleccionando alimentos antiinflamatorios. ¡El mantenimiento no significa volver a comer las cantidades ingentes de carbohidratos procesados/refinados! Mi regla personal es que si un alimento está hecho en la naturaleza y no necesita etiqueta, ¡es un pulgar hacia arriba! Pero si un alimento está hecho en una fábrica, no se parece a un alimento natural (los cereales no crecen en forma de Cheerio, por ejemplo), o es una «sustancia parecida a un alimento» con sabores creados por un científico (como algunas patatas fritas), es un gran pulgar hacia abajo.

Cuando compres condimentos, es esencial revisar los ingredientes y evitar los azúcares añadidos y los ingredientes inflamatorios siempre que sea posible.

### LA ALEGRÍA DEL CAMBIO

¡Cuando haces la dieta Galveston de por vida suceden cosas increíbles!

A los 43 años, Valerie se sometió a una histerectomía completa. Aunque nunca había tenido problemas de peso, notó que había subido con los años. A la edad de 50 años, había ganado bastante peso por la menopausia, llegando a los 61 kilos en su pequeña figura, y especialmente acumulado en la cintura.

«Tenía una barriga de canguro que no había tenido en mi vida. Soy curvilínea y me encanta serlo, pero no tener barriga. De todos modos, ¡perdí 3 kilos en dos semanas! En este momento, he conseguido bajar a mi peso objetivo de 54 kilos.

»Sobre todo, ya no sufro hinchazón ni estreñimiento y he eliminado los azúcares añadidos de mi dieta. Además, mi barriga de canguro ha desaparecido. Me siento de maravilla. Todo esto [lo logré] sin pastillas, ni trucos ni ninguna alimentación poco realista que absolutamente nadie podría mantener».

También tenemos Laurie, que estaba en plena menopausia. Tras seis semanas en el programa, perdió 5 kilos y observó otros cambios positivos. «También he notado que ya no me duelen las caderas después de conducir o de estar sentada durante mucho rato –dice–. «Este alivio es increíble para mí, ya que ese dolor había empeorado hasta tal punto que llegué a plantearme si tal vez podría necesitar una prótesis de cadera. Soy una comadrona muy ocupada en Michigan, y pienso seguir trabajando bastantes años más, siempre que me sienta sana. Y me siento muy sana después de comer como me ha enseñado el programa».

Hace poco, Mayra recibió los resultados de sus análisis de sangre y se puso muy contenta. «Ya no soy prediabética ni mi colesterol está al límite. Si sigo con el programa y hago ejercicio, perderé el peso que me queda; pero lo mejor de todo es que no tengo ningún síntoma de menopausia. Antes eran leves, pero ahora nada».

Y Debbie es una «asidua» del ayuno intermitente. «Seguí el plan de alimentación y realicé el programa de ayuno intermitente 16/8. Perdí 35 kg y nunca me he sentido mejor. Ojalá hubiera conocido el ayuno intermitente antes, porque me ha ayudado a mantener mi peso. En el pasado, siempre volvía a ganar el peso que perdía, pero ahora ya no».

## Planes de comidas de mantenimiento

Aquí tienes algunos ejemplos de lo que constituiría un plan de comidas cuando estás en mantenimiento. He proporcionado ejemplos de menús de dos días para comidas convencionales y vegetarianas. En su mayoría, estos menús de ejemplo hacen referencia a las recetas de mantenimiento ajustado, pero también se incluyen algunas recetas anteriores a este libro.

## Menú convencional

### DÍA 1

**Comida 1:** *Parfait* **de Mary Claire**
Aperitivo: Tostada de plátano con nueces
**Comida 2: Pastel de carne con puré de coliflor y boniato asado**
Merienda: Noche de cita
Macros: Grasas: 43 %, proteínas: 21 %, carbohidratos netos: 36 %, fibra: 29 g

### DÍA 2

**Comida 1: Minitostadas de aguacate «Food for Life»**
Aperitivo: Ensalada de garbanzos y tomate
**Comida 2: Pollo al limón y alcaparras con farro**
Merienda: Ensalada de frutas de verano
Macros: Grasas: 40 %, proteínas: 24 %, carbohidratos netos: 36 %, fibra: 34 g

## Menú vegetariano

**Comida 1: Tofu en salsa de cacahuetes con arroz integral**
Aperitivo: 2 huevos duros
**Comida 2: Ensalada de proteína vegana baja en grasa**
Merienda: Manzana asada con canela y pasas
Macros: Grasas: 47 %, proteínas: 16 %, carbohidratos netos: 37 %, fibra: 27 g

**Comida 1: Tortitas de avena con mantequilla de almendras y arándanos**
Aperitivo: Batido verde de mantequilla de almendras
**Comida 2: Stroganoff de champiñones en olla de cocción lenta con arroz integral cremoso**
Merienda: Rodajas de pera con salsa de limón-ricotta
Macros: Grasas: 48 %, proteínas: 16 %, carbohidratos netos: 36 %, fibra: 31 g

## Versiones de mantenimiento de las recetas de la dieta Galveston

### Recetas de las comidas 1 y 2

A continuación te presento 7 versiones de mantenimiento de 7 recetas incluidas anteriormente en *La dieta Galveston*. Todas incluyen pequeñas modificaciones que reflejan el cambio en sus cantidades para una alimentación de mantenimiento.

## Pastel de carne con puré de coliflor y boniato asado

*En esta versión de mantenimiento de la receta de pastel de carne de la página 198, he aumentado los carbohidratos cambiando la harina de almendras por harina de avena (que es más rica en carbohidratos). Sirve una rebanada de este pastel de carne con una batata al horno pequeña y tendrás una deliciosa comida de carbohidratos buenos con muchos beneficios antiinflamatorios.*

PARA 6 RACIONES

2 cucharadas de aceite de oliva
¼ de taza de cebolla picada
680 gramos de carne picada magra alimentada con pasto
1 taza de harina de avena
2 huevos grandes
⅓ de taza de salsa de tomate sin azúcares añadidos
½ taza de queso parmesano rallado
½ cucharadita de sal
½ cucharadita de pimienta negra
½ cucharadita de ajo en polvo
6 boniatos pequeños
2 tazas de puré de coliflor (congelado o casero)
6 cucharadas (¾ de barrita) de mantequilla salada

1. Precalienta el horno a 175 °C.
2. Calienta el aceite de oliva en una sartén pequeña, añade la cebolla y rehógala hasta que esté transparente, unos 3 minutos.
3. En un bol, mezcla la carne picada, la cebolla rehogada, la harina de avena, los huevos, la salsa de tomate, el queso, la sal, la pimienta y el ajo en polvo. Forma con la mezcla un pan ovalado y firme.
4. Coloca la hogaza en una bandeja de horno poco profunda o en un molde para pan, y hornéalo durante 1 hora. Cuando el pan lleve unos 15 minutos horneándose, pincha los boniatos con un tenedor y colócalos en la rejilla del horno junto a la bandeja o en otra rejilla de horno.
5. Mientras tanto, prepara el puré de coliflor siguiendo las instrucciones del paquete.

6. Retira con cuidado el pan de la sartén, desechando la grasa que lo rodea, y pásalo a una fuente de servir. Prueba los boniatos, y si están blandos, sácalos del horno.
7. Corta el pan en rebanadas para servir, coloca las rebanadas en platos y acompáñalas el puré de coliflor y un boniato. Si lo deseas, cubre el puré con generosas porciones de mantequilla.

 ### Tostada «Food for life» con miniaguacate

*Éste es un ejemplo de cómo se puede modificar una receta sencilla para aportar algo menos de grasa. Para cambiar la receta completa de la página 175, simplemente he reducido el aceite de oliva y he usado medio aguacate en lugar de uno entero.*

PARA 1 RACIÓN
½ cucharadita de aceite de oliva
2 huevos grandes
2 rebanadas de pan de cereales germinados (como la marca Food For Life)
½ aguacate, sin hueso, en rodajas
Sal y pimienta negra
Copos de chile (opcional)

1. Calienta el aceite de oliva a fuego medio en una sartén grande hasta que esté brillante. Añade los huevos y cocínalos como prefieras, fritos o revueltos, unos 3 minutos.
2. Mientras tanto, tuesta el pan al punto deseado.
3. Coloca las tostadas en un plato de servir. Añade las rodajas de aguacate, luego los huevos y salpimienta al gusto. Espolvorea los copos de chile si lo deseas. Sirve enseguida.

 ### Pollo al limón y alcaparras con farro

*En mantenimiento, puedes empezar a disfrutar de más cereales para aumentar ligeramente tus carbohidratos. Esta versión de mantenimiento de pollo al limón con alcaparras (página 195) in-*

*cluye farro, un trigo integral de alto contenido en fibra y proteínas que está riquísimo.*

PARA 4 RACIONES

4 mitades de pechuga de pollo deshuesadas y sin piel
   (aproximadamente 500 gramos)
Sal y pimienta negra
4 cucharadas de ghee (mantequilla clarificada) o aceite
   de oliva
2 limones, 1 en zumo y 1 en rodajas
1 diente de ajo en láminas
2 cucharadas de alcaparras escurridas
1 cebolla grande, cortada en rodajas
4 tazas de judías verdes cortadas
¼ de taza de almendras fileteadas tostadas
4 tazas de farro cocido, caliente
2 cucharadas de mantequilla salada

1. Aplana los trozos de pollo y salpiméntelos al gusto.
2. En una sartén grande a fuego medio-alto, añade 1 cucharada de ghee y, cuando esté brillante, añade los trozos de pollo. Cocínalos, dándoles la vuelta una vez, de 8 a 10 minutos, hasta que estén bien hechos. Pasa el pollo a un plato. Tápalo y mantenlo caliente.
3. En la sartén, añade el zumo de limón, 1 cucharada de ghee, el ajo y las alcaparras y cocínalo a fuego medio-alto. Añade las rodajas de limón, vuelve a poner el pollo en la sartén y baja el fuego. Cocina el pollo a fuego lento durante 5 minutos.
4. En otra sartén mediana a fuego medio, calienta las 2 cucharadas de ghee restantes. Cuando ya esté brillante, añade la cebolla y las judías, y cocínalas hasta que la cebolla esté transparente y las judías tiernas, unos 5 minutos.
5. Añade las almendras fileteadas a las judías y remueve para que quede bien mezclado.
6. Pon el pollo en una fuente y acompáñalo con la cebolla y las judías. Coloca el farro al lado y adórnalo con trocitos de mantequilla por encima.

### Tofu en salsa de cacahuetes con arroz integral

*Aquí tienes un plato vegetariano de inspiración asiática, pero sin la salsa azucarada. Esta versión de mantenimiento del tofu en salsa de cacahuetes (página 187) aporta un plus de carbohidratos al añadirle el arroz integral, alto en fibra y rico en magnesio.*

PARA 4 RACIONES

1 cuadrado (400 gramos) de tofu firme
¼ de taza de mantequilla de cacahuete sin azúcares añadidos
2 cucharadas de tamari
2 cucharadas de agua
3 cucharadas de edulcorante Swerve
1 cucharadita de aceite de sésamo tostado
½ cucharadita de copos de chile
1 cucharada de jengibre fresco rallado
2 tazas y ¼ de brócoli fresco picado
1 cucharada de aceite de coco
4 tazas de arroz integral cocido al vapor caliente

1. Pon el tofu entre 2 servilletas de papel y 2 platos. Coloca un objeto pesado, como una lata, en el plato superior para presionar sobre el tofu durante al menos 30 minutos. Corta el tofu en dados de 1,5 cm; deberías tener alrededor de 1 taza y media.
2. En un bol pequeño, mezcla la mantequilla de cacahuete, el tamari, el agua y el edulcorante. Añade el aceite de sésamo, los copos de chile y el jengibre.
3. Cocínalo al vapor o hierve el brócoli hasta que esté tierno, aproximadamente 5 minutos. Mantenlo caliente.
4. Calienta el aceite de coco en una sartén grande a fuego medio y, cuando esté derretido, añádele el tofu y cocínalo entre 10 y 15 minutos, dándole la vuelta de vez en cuando, hasta que esté ligeramente dorado.
5. Añade la salsa y mézclalo bien. Sirve el arroz integral en cuencos y vierte la mezcla de tofu por encima. Sírvelo acompañado del brócoli.

**Ensalada proteica vegana baja en grasas**

*A continuación, otro ejemplo de cómo puedes reducir la grasa de una receta sutilmente: reduciendo el aceite de oliva y el tahíni, y utilizando medio aguacate en lugar de uno entero. Ésta es la versión de mantenimiento de la ensalada de proteínas vegana (página 181).*

PARA 2 RACIONES

## Para el tempe

2 cucharadas de vinagre balsámico

1 cucharada de tamari o salsa de soja

1 cucharada de sirope de arce puro

½ cucharadita de ajo en polvo

Una pizca de sal y pimienta negra

½ bloque de tempe (unos 110 gramos), cortado en dados

## Para el tofu

½ bloque de tofu medio o firme (unos 140 gramos), cortado en dados

½ cucharadita de ajo en polvo

1 cucharada de tamari o salsa de soja

Una pizca de sal y pimienta negra

## Para la ensalada

1 taza de brócoli picado y cocido al vapor

2 tazas de rúcula fresca ligeramente picada

1 taza de pepino cortado en dados

1 aguacate, sin hueso y picado

4 cucharadas de semillas de cáñamo

2 cucharaditas de tahíni

1 cucharadita de aceite de oliva

Zumo de limón fresco

1. Mezcla el vinagre balsámico, el tamari, el sirope de arce, el ajo en polvo y salpimiéntalo en un plato llano. Añade el tempe y déjalo en macerando durante al menos 2 horas y hasta toda la noche.

2. Cuando esté listo, precalienta el horno a 204 °C. Rocía una fuente de horno pequeña con aceite antiadherente en aerosol o fórrala con una lámina de silicona para hornear.

3. Pasa los dados de tempe a la fuente de horno y hornéalos durante 20 minutos. Si lo deseas, puedes mezclar los dados de tempe con un poco de la marinada sobrante. Mantén el horno encendido.

4. Preara el tofu: mezcla los dados de tofu con el ajo en polvo, el tamari y la sal y la pimienta y hornéalo a 204 °C durante 30 minutos, hasta que estén ligeramente dorados. (Si lo deseas, hornéalo al mismo tiempo que horneas el tempe).

5. Monta la ensalada: coloca el brócoli, la rúcula, el pepino y el aguacate en una ensaladera grande. Añade los dados de tempe y tofu, y mézclalo bien. Espolvorea las semillas de cáñamo. Rocía el tahíni y el aceite de oliva, y remueve para empaparlo todo bien con el aliño. Termina la ensalada con un chorrito de zumo de limón fresco y sirve.

 **Tortitas vegetarianas de avena con mantequilla de almendras y arándanos**

*Este delicioso desayuno o brunch sustituye la harina de linaza molida por harina de avena en las tortitas de linaza (página 176). La harina de avena es ligeramente más rica en carbohidratos y constituye una gran fuente de fibra, vitaminas y minerales. De hecho, prueba a utilizar harina de avena en lugar de harina blanca para aumentar los carbohidratos buenos en cualquiera de tus recetas.*

PARA 4 RACIONES

1 taza de harina de avena

4 huevos grandes ligeramente batidos

⅓ de taza de leche de almendras sin azúcar (u otra leche), o mayor cantidad según sea necesario

2 cucharaditas de zumo de limón fresco

1 cucharadita de bicarbonato sódico

1 cucharadita de extracto de vainilla

1 cucharadita de canela molida

⅛ de cucharadita de sal

½ cucharada de aceite de coco

4 cucharadas de mantequilla de almendras sin azúcar

2 tazas de arándanos congelados

1. En un bol grande, mezcla la harina de avena, los huevos, la leche de almendras, el zumo de limón, el bicarbonato, la vainilla, la canela y la sal. Si la mezcla está demasiado espesa, añádele más leche de almendras o agua hasta conseguir una masa consistente.

2. Calienta una sartén grande a fuego medio y añádele el aceite de coco. Cuando esté derretido y caliente, vierte aproximadamente ¼ de taza de la masa para cada tortita de avena y extiéndala suavemente con una cuchara. Cocínala por un lado de 2 a 3 minutos o hasta que los bordes empiecen a endurecerse y aparezcan burbujas; luego dale la vuelta y cocínala por el lado opuesto otros 2 o 3 minutos. Mantén calientes las tortitas de avena ya cocinadas en un plato tapado mientras preparas el resto de tortitas con la masa restante.

3. Mientras tanto, derrite la mantequilla de almendras en un bol pequeño en el microondas. Pon los arándanos congelados en un bol mediano y descongélalos en el microondas hasta que se hayan calentado ligeramente y estén jugosos.

4. Coloca las tortitas de avena en platos, rocíalas con la mantequilla de almendras derretida y espolvorea los arándanos por encima.

 ### Stroganoff de champiñones en olla de cocción lenta con arroz integral cremoso

*En la receta de la página 200, el Stroganoff se sirve con arroz de coliflor. Aquí se acompaña de arroz integral, una fuente extraordinaria de carbohidratos de calidad y fibra. También he aumentado el yogur y el perejil, y he reducido la cantidad de grasa.*

PARA 4 RACIONES

**Para el Stroganoff**

5 tazas de champiñones partidos por la mitad o en cuartos

6 dientes de ajo picados

1 cebolla amarilla mediana, cortada en rodajas finas

2 tazas de caldo de verduras

4 cucharaditas de pimentón ahumado

2 cucharadas de yogur griego natural desnatado

Sal y pimienta negra

½ taza de perejil fresco picado

**Para el arroz cremoso**

3 cucharadas de aceite de oliva

4 tazas de arroz integral cocido

2 dientes de ajo picados

1 ½ cucharadita de sal

1 cucharadita de pimienta negra

½ taza de caldo de verduras

2 cucharadas de ghee (mantequilla clarificada) o mantequilla sin sal

2 cucharadas de nata espesa

1. Prepara el Stroganoff: pon los champiñones, el ajo, la cebolla, el caldo y el pimentón en una olla de cocción lenta a fuego alto durante 4 horas.
2. Abre la olla y añádele el yogur. Salpimiéntalo al gusto. Tapa la olla y mantén el Stroganoff caliente.
3. Prepara el arroz cremoso: calienta una cacerola grande a fuego medio y añade el aceite de oliva. Cuando esté caliente, añádele el arroz integral, el ajo, la sal y la pimienta y cocínalo durante 3 minutos, removiendo suavemente con una cuchara de madera. Vierte el caldo de verduras, tápalo y reduce el fuego a medio-bajo. Cocínalo a fuego lento durante 12 minutos, removiendo suavemente y de vez en cuando.
4. Incorpora el ghee y la nata, y remuévelo mientras se cuece a fuego lento otros 5 minutos.
5. Sirve el Stroganoff con el arroz integral cremoso al ajo.

### Tostadas de plátano con nueces

*Los plátanos son una de las frutas de las que puedes disfrutar en la dieta Galveston. Constituyen una gran fuente de potasio y electrólitos, y una buena forma de aumentar tu macro de hidratos de carbono.*

PARA 1 RACIÓN

2 rebanadas de pan de cereales germinados (como Food For Life)
1 cucharada de mantequilla de almendras sin azúcar
1 plátano mediano en rodajas
Canela molida (opcional)

Tuesta el pan al punto deseado. Unta la tostada con la mantequilla de almendras y coloca las rodajas de plátano encima. Si lo deseas, espolvorea con canela y sirve.

 ### Noche de cita

*Los dátiles son una deliciosa fuente de dulzor natural. Además, son ricos en potasio, magnesio y hierro. Los dátiles también ocupan un lugar destacado en los índices que miden la actividad antioxidante. Así que, combinados con un poco de chocolate negro, los dátiles te aportarán una gran dosis de antioxidantes y beneficios antiinflamatorios.*

PARA 1 RACIÓN

Chocolate negro al 70% o más (unos 30 gramos)
2 dátiles medjool deshuesados

En un cuenco pequeño, pon el chocolate y caliéntalo en el microondas a baja potencia hasta que se derrita, de 2 a 3 minutos. Moja los dátiles en el chocolate fundido.

### Ensalada de garbanzos y tomates

*Cuando preparas recetas con legumbres, como los garbanzos, estás obteniendo una gran cantidad de carbohidratos buenos, proteínas y fibra, todo en un solo plato. Este tentempié es fácil de preparar y te reportará multitud de beneficios.*

PARA 1 RACIÓN

1 taza de garbanzos enlatados, escurridos y enjuagados
1 taza de tomates uva cortados por la mitad o en cuartos
2 aceitunas negras extragrandes sin hueso, cortadas en rodajas
1 cucharada de cebolla picada
1 cucharada de vinagre balsámico

En un bol mediano, mezcla los garbanzos, los tomates uva, las aceitunas y la cebolla. Rocía con el vinagre y deja reposar la mezcla de 10 a 15 minutos antes de comerla.

### Ensalada de frutas de verano

*En mantenimiento, puedes comer más fruta fresca. Una forma de conseguirlo es preparar una macedonia como ésta, en la que tienes una gran variedad de frutas de colores, todas ellas ricas en antioxidantes.*

PARA 1 RACIÓN

1 plátano mediano, en rodajas
½ taza de fresas frescas cortadas en rodajas
½ taza de sandía fresca cortada en dados

Mezcla el plátano, las fresas y la sandía en un bol mediano ¡y disfruta!

### Manzana asada con canela y pasas

*Una forma fácil de aumentar la ingesta de carbohidratos es combinar frutas en una receta como ésta. En este caso, una manzana se combina con pasas, ambas ricas en carbohidratos buenos y con mucha fibra.*

PARA 1 RACIÓN

1 cucharadita de mantequilla salada
¼ de taza de pasas a elección
1 manzana mediana, sin corazón
¼ cucharadita de canela molida

Coloca la mantequilla y las pasas en la cavidad de la manzana y espolvorea la canela. Pon la manzana en un bol pequeño y caliéntala en el microondas a potencia media durante 1 o 2 minutos, o hasta que quede algo blanda.

 **Rodajas de pera con salsa de limón-ricotta**

*Las peras se encuentran entre las frutas con más fibra que existen. Disfrútalas acompañadas de esta deliciosa salsa.*

PARA 4 RACIONES

1 taza de requesón de leche entera
1 limón exprimido
2 cucharadas de aceite de oliva
2 cucharadas de albahaca fresca picada
4 peras, de cualquier variedad, partidas, sin corazón y cortadas en rodajas

Pon el requesón, el zumo de limón, el aceite de oliva y la albahaca en un cuenco pequeño. Mézclalo bien y sírvelo con las rodajas de pera.

## Comer fuera

Como la dieta Galveston es tan versátil y con tantos alimentos diferentes, no estarás condicionada a cocinar todas sus comidas en casa; esto significa que cuando salgas a cenar fuera podrás elegir tus platos.

Actualmente, cada vez más restaurantes sirven alimentos saludables y frescos con diversos menús que incluyen una variedad de carnes y pescados a la parrilla, verduras frescas de todo tipo y muchos otros ingredientes saludables. Como resultado, no te será difícil comer fuera de casa y mantener el estilo de vida de la dieta Galveston.

Como regla general, recuerda elegir los elementos del menú basándote en el patrón alimentario general de proteínas magras, verduras (como una ensalada de acompañamiento o verduras bajas en carbohidratos), y un almidón saludable, como una batata pequeña o una pequeña porción de arroz integral.

Por ejemplo, elige tu plato principal entre carne magra (como un solomillo pequeño o un filet mignon), pollo o pavo a la parrilla o asado, o pescado al horno, a la plancha o escalfado. A continuación, elige entre las guarniciones de verduras o las ensaladas con aliño de vinagreta, ¡y listo!

No tengas miedo de pedir sustituciones o añadidos. Ahora más que nunca, los restaurantes están encantados de atender peticiones especiales, como no elegir la guarnición de patatas fritas o doblar la cantidad de verduras. Los alimentos que no se ajusten a tus objetivos no se desperdiciarán, ¡y tampoco te estarán mirando fijamente, a modo de tentación!

Por muy sanas que sean las opciones gastronómicas, las raciones de la mayoría de los restaurantes son mucho más grandes de lo que nos serviríamos en casa. Así que recuerda que, cuando te sientas llena, no tienes por qué acabártelo todo. Llévate el resto a casa en una bolsita para otra comida.

Éstos son algunos consejos específicos para salir a cenar que deberían ser útiles cuando se lleva el estilo de vida de la dieta Galveston.

**Sandwicherías y hamburgueserías.** Muchos de estos establecimientos preparan hamburguesas y otros sándwiches cargados de proteínas sobre hojas de lechuga gigantes en lugar de panecillos si lo pides. Esta opción es una forma estupenda de eliminar los carbohidratos procesados de tu comida.

**Bols y ensaladas.** Me encanta verlos en el menú, sobre todo los bols, que suelen sustituir a los burritos o tacos en los menús del suroeste o mexicanos. Puedes pedir un bol (o ensalada) de proteínas, lechuga, legumbres, un poco de queso, salsa y guacamole, por ejemplo. Cualquier ensalada puede convertirse en un buen entrante si se acompaña de pollo o gambas a la plancha, legumbres y aguacate en rodajas. Introducir frutos secos en la mezcla puede ser un reto, pero muchos restaurantes ofrecen carne o pollo a la parrilla que se puede servir con una ensalada de acompañamiento, arroz o una pequeña taza de frijoles negros o charros. Algunos restaurantes mexicanos incluso ofrecen tortillas ricas en fibra que pueden rellenarse con carne o frijoles.

**Restaurantes asiáticos.** Ofrecen una gran variedad de carnes, mariscos y verduras para un salteado. La clave aquí es pedir el plato con una salsa ligera y con un poco de arroz integral aparte. Por ejemplo, la salsa de judías negras puede ser una apuesta saludable. Otra muy buena opción de menú son las verduras al vapor o ligeramente salteadas; asegúrate de pedir más verduras con cualquier plato.

Además, el *moo shu* de verduras o pollo o *moo goo gai pan* suele estar cargado de verduras como col, champiñones, zanahorias, castañas de agua, brotes de bambú y, a veces, anacardos, y aromatizado con jengibre y ajo. Prueba a tomar una sopa asiática a base de caldo para empezar. Te llenará de verdad.

**Asadores.** Aquí es fácil pedir opciones tradicionales como filetes, pollo o pescado a la parrilla, ensaladas y verduras frescas. Eso sí, asegúrate de que tu plato no vaya acompañado de salsas o glaseados azucarados. También puedes pedir que le añadan champiñones salteados. Muchos de estos lugares también ofrecen ensaladas de entrante que pueden adaptarse a la dieta Galveston.

**Restaurantes griegos y mediterráneos.** Opta por los platos deliciosos y saludables que seguro encontrarás en estos menús, como carnes a la parrilla y ensaladas griegas. Para un plato vegetariano, pide hummus con rodajas de pepino para mojar (siempre una mejor opción que el pan de pita).

**Italiana.** La comida italiana no sólo es pasta. De hecho, en muchas regiones de Italia no se come mucha pasta. Cuando vayas a comer a un restaurante italiano, fíjate en la parte del menú dedicada a los *segundos platos,* que es donde suelen esconderse los entrantes que no son de pasta. Estructura tu comida en torno a una proteína magra, como filete, pollo o pescado. Evita el pan y disfruta de abundantes verduras frescas aliñadas con aceite de oliva.

**Hindú.** El pollo tandoori es siempre una apuesta segura. Acompáñalo con verduras o una pequeña ración de garbanzos al curry. Esta cocina también suele prepararse con muchas especias antiinflamatorias.

**Pizza.** Últimamente me he dado cuenta de que muchas pizzerías atienden la demanda de un público bajo en carbohidratos ofreciendo pizzas con masa de coliflor. Si encuentras un restaurante que ofrezca este tipo de masa, ponle muchas verduras, como pimientos, cebollas y champiñones. No olvides las aceitunas para darle un poco más de grasa.

**Desayuno.** Si vas a desayunar fuera (en un descanso durante el ayuno matutino), opta por huevos, un poco de fruta y quizás un poco de beicon de pavo. Las tortillas vegetarianas son una buena opción.

## Otras pautas de estilo de vida

A medida que las tres acciones descritas en *La dieta Galveston* se conviertan en hábitos cotidianos para ti, querrás asegurarte de tomar otras decisiones inteligentes y saludables para tu estilo de vida. Dormir lo suficiente, hacer algo de ejercicio y dedicarte al autoconocimiento continuo te ayudará a consolidar los hábitos.

## Dormir bien y mantenerte sana de por vida

Escatimar en horas de sueño puede parecer una buena forma de introducir unas cuantas horas más productivas en tu ajetreada agenda, pero tu salud puede pagar un precio muy alto.

Si notas que tienes más hambre y te apetecen alimentos poco saludables cuando no duermes lo suficiente, atribúyelo a las hormonas. Los estudios demuestran que cuando duermes poco, la hormona del hambre, la grelina, se dispara, por lo que al día siguiente tienes hambre.

Además, cuando te falta sueño, tu cuerpo libera cortisol. Cuando el cortisol sube, le dice a tu hígado que libere la glucosa almacenada. Pero también limita la insulina. Así, los niveles de azúcar en sangre se disparan, provocando antojos de alimentos, normalmente carbohidratos azucarados. Otras investigaciones han relacionado la falta de sueño con la depresión y la ansiedad, ambas frecuentes en la mediana edad, así como con la resistencia a la insulina, desencadenante de la hipertensión, las cardiopatías y la diabetes de tipo 2.

Una de las mejores formas de mejorar la calidad del sueño es desarrollar un ritual para dormir, como hacíamos con nuestros hijos cuando eran pequeños. La rutina de mis hijas a la hora de dormir incluía darse un baño y leer un cuento juntas antes de acostarse.

Ahora, haz algo así por ti. Un ritual nocturno constante le indica a tu cerebro y a tu cuerpo que deben bajar el ritmo por la noche. Algunas ideas para crear tu propio ritual de sueño son las siguientes:

- Utiliza ruido blanco o tapones para los oídos, o silencia el móvil para reducir las interrupciones. Mejor aún, coloca el móvil en otra habitación para evitar tentaciones.
- Por la noche, reduce la exposición a la luz brillante y azul (de los aparatos electrónicos) entre 45 y 60 minutos antes de acostarte.
- Sigue un horario de sueño. Elabora un plan antes de que empiece la semana. Revisa tu agenda y establece un horario de sueño que puedas cumplir. Acuéstate y levántate casi a la misma hora cada día. Según la mayoría de las directrices médicas, la cantidad óptima de sueño para la mayoría de los adultos es de siete a ocho horas.
- Conviértete en una dormilona. Duerme una siesta corta siempre que puedas. Si trabajas por turnos y no duermes lo suficiente, la siesta puede ayudarte a mantenerte despierta cuando lo necesites y evitar un déficit de sueño. Aunque no trabajes por turnos, no te niegues una siesta de 15 a 30 minutos cuando estés cansada. Una siesta más larga puede interrumpir tu horario de sueño esa misma noche.
- Evita los estimulantes como la cafeína, el alcohol y la nicotina al menos seis horas antes de acostarte. Estas tres sustancias pueden afectar a la calidad y la duración del sueño.

## Mantente activa

Tanto si has empezado a hacer ejercicio como si has aumentado tus entrenamientos mientras te embarcabas en la dieta Galveston, deberás mantener tu rutina de ejercicios, especialmente para el control de peso y otros síntomas de la mediana edad.

El ejercicio es muy importante. Altera tu composición corporal, aumentando tu masa muscular magra y reduciendo tu masa grasa. Ambos cambios permiten que te mantengas en tu nuevo peso saludable.

También mejora la densidad mineral ósea (DMO) y, por tanto, previene o frena la osteoporosis, la pérdida de masa ósea que resulta ser una de las mayores preocupaciones cuando las mujeres entran en la menopausia. De hecho, la recomendación número uno para prevenir la osteoporosis es el ejercicio regular.

¿Esos dolores corporales con los que has estado lidiando? El ejercicio viene al rescate. La mayoría de los síntomas de dolor en este momento de tu vida están asociados con la artritis, los dolores de cadera o las molestias lumbares. Puede parecer contradictorio, pero cuando trabajas esos «puntos difíciles», duelen menos a largo plazo.

En *La dieta Galveston* he hablado ampliamente sobre la grasa visceral y sus peligros. Al igual que las tres acciones de la dieta se centran en esta grasa especialmente difícil de quemar, el ejercicio regular «desplaza» la grasa de la zona abdominal y la distribuye de forma más uniforme por todo el cuerpo.

Junto con una dieta antiinflamatoria, el ejercicio protege contra las enfermedades y complicaciones relacionadas con la obesidad, como la diabetes de tipo 2, la hipertensión, ciertos tipos de cáncer, el hígado graso y otras. La actividad física regular también disminuye el riesgo de desarrollar cáncer de mama.

A mí también me encanta el ejercicio por cómo me hace sentir, mental y emocionalmente. Me levanta el ánimo y alivia el estrés. Me siento más segura de mí misma y más productiva en mi día a día cuando me comprometo a mover mi cuerpo. A ti también te vendrá bien.

La actitud que hay que adoptar es que nunca es demasiado tarde para volverse más activa. Si te sientes agobiada por la perspectiva de añadir ejercicio a tu ya ajetreado estilo de vida o estás sumida en la más absoluta derrota por años de inactividad, no te rindas. Cualquier tipo de ejercicio, ya sea un paseo diario de 20 minutos, una clase de yoga de media hora, algo de entrenamiento de fuerza dos veces por semana, o un deporte divertido que puedas añadir a tu vida a cualquier edad, mejorará considerablemente tu salud y tu calidad de vida. Las investigaciones son claras: pocas opciones mejoran la calidad de vida y la esperanza de vida más que el ejercicio. Así que hazlo y te sentirás fenomenal. Ni siquiera lo consideres una elección.

## Finalmente...

¿Recuerdas el diario que te pedí al principio de este libro? Pues sácalo ahora y haz un poco de autorreflexión. Fíjate en lo lejos que has llegado. Pero mira también hacia delante. Aún te queda mucha vida por vivir. ¿Cómo quieres que sea? ¿Cómo describirías la vida de tus sueños?

Responde a estas preguntas sin limitaciones, como si tuvieras el éxito garantizado de no fallar, pero teniendo todo lo que deseas. Permítete expresar de verdad tus deseos, aspiraciones y lo que realmente quieres hacer con el resto de tu vida.

Tus objetivos pueden ser arreglar relaciones rotas, o marcar la diferencia en el mundo, o incluso algo más concreto como conseguir llegar a estar sana y completa para poder disfrutar de tus nietos algún día (ése es uno de los míos).

Este tipo de honestidad y claridad es lo que nos inspira sobre lo que es importante en el viaje que tenemos por delante, y nos ayuda a vivir con la esperanza de que algo maravilloso está a punto de suceder cada día.

Te estás adentrado en la etapa que mayores satisfacciones reportará a tu vida. Disfrútala.

# Referencias

## Capítulo 1

AMERICAN HEART ASSOCIATION. 2015. «Menopause and Heart Disease». 31 de julio. www.heart.org

CHOPRA, S., *et al.* (2019): «Weight Management Module for Perimenopausal Women: A Practical Guide for Gynecologists». *Journal of Mid-Life Health,* 10, pp. 165-172.

DUNNERAM, Y., *et al.* (2021): «Dietary Patterns and Age at Natural Menopause: Evidence from the UK Women's Cohort Study». *Maturitas,* 143, pp. 165-170.

MALABANAN, A. O., y M. F. Holick (2003): «Vitamin D and Bone Health in Postmenopausal Women». *Journal of Women's Health,* 12, pp. 151-56.

SACCOMANI, S., *et al.* (2017): «Does Obesity Increase the Risk of Hot Flashes among Midlife Women?: A Population-Based Study». *Menopause,* 24, pp. 1065-1070.

THURSTON, R. C., *et al.* (2008): «Abdominal Adiposity and Hot Flashes among Midlife Women». *Menopause,* 15, pp. 429-434.

## Capítulo 2

AUNE, D. (2017): «Fruit and Vegetable Intake and the Risk of Cardiovascular Disease, Total Cancer and All-Cause. Mortality: A Systematic Review and Dose-Response Meta-Analysis of Prospective Studies». *International Journal of Epidemiology,* 46, pp. 1029-1056.

LUDWIG, D. *et al.* (2020): «The Carbohydrate-Insulin Model: A Physiological Perspective on the Obesity Pandemic». *American Journal of Clinical Nutrition*, 114, pp. 1873-1885.

MISRA, S., y D. MOHANTY (2019): «Psychobiotics: A New Approach for Treating Mental Illness?». *Critical Reviews in Food Science and Nutrition*, 59, pp. 1230-1236.

PEREIRA, M. *et al.* (2005): «Fast-Food Habits, Weight Gain, and Insulin Resistance (the CARDIA Study): 15-Year Prospective Analysis». *The Lancet*, 365, pp. 36-42.

STEPTOE, A., *et al.* (2007): «The Effects of Tea on Psychophysiological Stress Responsivity and Post-Stress Recovery: A Randomised Double-Blind Trial». *Psychopharmacology*, 190, pp. 81-89.

## Capítulo 3

EGGER, G. (1992): «The Case for Using Waist to Hip Ratio Measurements in Routine Medical Checks». *Medical Journal of Australia*, 156, pp. 280-285.

## Capítulo 4

ALIREZAEI, M., *et al.* (2010): «Short-Term Fasting Induces Profound Neuronal Autophagy». *Autophagy*, 6, pp. 702-710.

BAIK, S. H., *et al.* (2020): «Intermittent Fasting Increases Adult Hippocampal Neurogenesis». *Brain and Behavior*, 10, e01444.

BARNOSKY, A. R., *et al.* (2014): «Intermittent Fasting vs. Daily Calorie Restriction for Type 2 Diabetes Prevention: A Review of Human Findings». *Translational Research*, 164, pp. 302-311.

COLLIER, R. (2013): «Intermittent Fasting: The Science of Going Without». *Canadian Medical Association Journal*, 185, e363-64.

DE CABO, R., y MATTSON, M. P. (2019): «Effects of Intermittent Fasting on Health, Aging, and Disease». *New England Journal of Medicine*, 381, pp. 2541-2551.

GUOLIN, L., *et al.* (2017): «Intermittent Fasting Promotes White Adipose Browning and Decreases Obesity by Shaping the Gut Microbiota». *Cell Metabolism*, 26, pp. 672-285.

HARTMAN, M. L., *et al.* (1992): «Augmented Growth Hormone (GH) Secretory Burst Frequency and Amplitude Mediate Enhanced

GH Secretion during a Two-Day Fast in Normal Men». *Journal of Clinical Endocrinology and Metabolism,* 74, pp. 757-765.

Ho, K. Y., *et al.* (1988): «Fasting Enhances Growth Hormone Secretion and Amplifies the Complex Rhythms of Growth Hormone Secretion in Man». *Journal of Clinical Investigation,* 81, pp. 968-975.

Horne, B. D., *et al.* (2022): «Intermittent Fasting and Changes in Galectin-3: A Secondary Analysis of a Randomized Controlled Trial of Disease-Free Subjects». *Nutrition, Metabolism, and Cardiovascular Diseases,* 32, pp. 1538-1548.

Jordan, S., *et al.* (2019): «Dietary Intake Regulates the Circulating Inflammatory Monocyte Pool». *Cell,* 178, pp. 1102-1114.e17.

Klempel, M. C., *et al.* (2012): «Intermittent Fasting Combined with Calorie Restriction Is Effective for Weight Loss and Cardio-Protection in Obese Women». *Nutrition Journal,* 11, p. 98.

Lean, M. Ej., *et al.* (2018): «Primary Care-Led Weight Management for Remission of Type 2 Diabetes (DiRECT): An Open-Label, ClusterRandomised Trial». *The Lance,t* 391, pp. 541-551.

Longo, V. D., *et al.* (2015): «Interventions to Slow Aging in Humans: Are We Ready?» *Aging Cell,* 14, pp. 497-510.

Longo, V. D., y M. P. Mattson. (2014): «Fasting: Molecular Mechanisms and Clinical Applications». *Cell Metabolism,* 19, pp. 181-192.

Mattson, M., *et al.* (2014): «Meal Frequency and Timing in Health and Disease». *Proceedings of the National Academy of Sciences of the United States of America,* 111, pp. 16647-16653.

Mattson, M. P., *et al.* (2017): «Impact of Intermittent Fasting on Health and Disease Processes». *Ageing Research Reviews,* 39, pp. 46-58.

Mindikoglu, A. L., *et al.* (2020): «Intermittent Fasting from Dawn to Sunset for 30 Consecutive Days Is Associated with Anticancer Proteomic Signature and Upregulates Key Regulatory Proteins of Glucose and Lipid Metabolism, Circadian Clock, DNA Repair, Cytoskeleton Remodeling, Immune System and Cognitive Function in Healthy Subjects». *Journal of Proteomics,* 217, 103645.

Nair, P. M., and P. G. Khawale. (2016): «Role of Therapeutic Fasting in Women's Health: An Overview». *Journal of Mid-Life Health,* 7, pp. 61-64.

NATALUCCI, G., *et al.* (2005): «Spontaneous 24-h Ghrelin Secretion Pattern in Fasting Subjects: *Maintenance of a Meal-Related Pattern*». *European Journal of Endocrinology*, 152, pp. 845-850.

PATTERSON, R. E., *et al.* (2015): «Intermittent Fasting and Human Metabolic Health». *Journal of the Academy of Nutrition and Dietetics*, 115, pp. 1203-1212.

PATTERSON, R. E., y D. D. Sears (2017): «Metabolic Effects of Intermittent Fasting». *Annual Review of Nutrition*, 37, pp. 371-393.

RAVUSSIN, E., *et al.* (2019): «Early Time-Restricted Feeding Reduces Appetite and Increases Fat Oxidation But Does Not Affect Energy Expenditure in Humans». *Obesity*, 27, pp. 1244-1254.

TINSLEY, G. M., y P. M. LA BOUNTY (2015): «Effects of Intermittent Fasting on Body Composition and Clinical Health Markers in Humans». *Nutrition Reviews*, 73, pp. 661-674.

VARADY, K. A., *et al.* (2009): «Short-term Modified Alternate-day Fasting: A Novel Dietary Strategy for Weight Loss and Cardioprotection in Obese Adults». *American Journal of Clinical Nutrition*, 90, pp. 1138-1143.

WILKINSON, M. J., *et al.* (2020): «Ten-Hour Time-Restricted Eating Reduces Weight, Blood Pressure, and Atherogenic Lipids in Patients with Metabolic Syndrome». *Cell Metabolism*, 31, pp. 92-104.e5.

WEGMAN, M. P., *et al.* (2015): «Practicality of Intermittent Fasting in Humans and Its Effect on Oxidative Stress and Genes Related to Aging and Metabolism». *Rejuvenation Research*, 18, pp. 162-172.

### Capítulo 5

AU, A., *et al.* (2016): «Estrogens, Inflammation and Cognition». *Frontiers in Neuroendocrinology*, 40, pp. 87-100.

BOSMA-DEN BOER, M. M., *et al.* (2012): «Chronic Inflammatory Diseases Are Stimulated by Current Lifestyle: How Diet, Stress Levels and Medication Prevent Our Body from Recovering». *Nutrition & Metabolism*, 9, p. 32.

GAMBARDELLA J., y G. SANTULLI (2016): «Integrating Diet and Inflammation to Calculate Cardiovascular Risk». *Atherosclerosis*, 253, pp. 258-261.

Myles, I. A. (2014): «Fast Food Fever: Reviewing the Impacts of the Western Diet on Immunity». *Nutrition Journal,* 13, p. 61.

Nettleton, J. A., *et al.* (2006): «Dietary Patterns Are Associated with Biochemical Markers of Inflammation and Endothelial Activation in the MultiEthnic Study of Atherosclerosis (MESA)». *American Journal of Clinical Nutrition,* 83, pp. 1369-1379.

Rogero, M. M., y P. C. Calder (2018): «Obesity, Inflammation, Toll-Like Receptor 4 and Fatty Acids». *Nutrients,* 10, p. 432.

Sears, B., y C. Ricordi (2011): «Anti-Inflammatory Nutrition as a Pharmacological Approach to Treat Obesity». *Journal of Obesity,* 2011: 431985.

Serafini, M., and I. Peluso (2016): «Functional Foods for Health: The Interrelated Antioxidant and Anti-Inflammatory Role of Fruits, Vegetables, Herbs, Spices and Cocoa in Humans». *Current Pharmaceutical Design,* 22, pp. 6701-6715.

Shieh, A., *et al.* (2020): «Gut Permeability, Inflammation, and Bone Density Across the Menopause Transition». *JCI Insight,* 5, e134092.

Zhu, F., *et al.* (2018): «Anti-inflammatory Effects of Phytochemicals from Fruits, Vegetables, and Food Legumes: A Review». *Critical Reviews in Food Science and Nutrition,* 58, pp. 1260-1270.

## Capítulo 6

Arnold, K., *et al.* (2018): «Improving Diet Quality Is Associated with Decreased Inflammation: Findings from a Pilot Intervention in Postmenopausal Women with Obesity». *Journal of the Academy of Nutrition and Dietetics,* 118, pp- 2135-2143.

Lennerz, B., y J. K. Lennerz (2018): «Food Addiction, High-GlycemicIndex Carbohydrates, and Obesity». Clinical Chemistry, 64, pp. 64-71.

Lenoir, M., *et al.* (2007): «Intense Sweetness Surpasses Cocaine Reward». *PLoSONE,* 2, e698.

Madsen, H. B., y S. H. Ahmed (2015): «Drug versus Sweet Reward: Greater Attraction to and Preference for Sweet versus Drug Cues». *Addiction Biology,* 20, pp. 433-444.

SEIDELMANN, S. B., *et al.* (2018): «Dietary Carbohydrate Intake and Mortality: A Prospective Cohort Study and Meta-Analysis». *Lancet Public Health,* 3, e419-28.

TABUNG, F. K., *et al.* (2015): «The Association between Dietary Inflammatory Index and Risk of Colorectal Cancer among Postmenopausal Women: Results from the Women's Health Initiative». *Cancer Causes Control,* 26, pp. 399-408.

WISE, P. M., *et al.* (2016): «Reduced Dietary Intake of Simple Sugars Alters Perceived Sweet Taste Intensity but Not Perceived Pleasantness». *American Journal of Clinical Nutrition,* 103, pp. 50-60.

### Capítulo 7

ABBASI, B., *et al.* (2012): «The Effect of Magnesium Supplementation on Primary Insomnia in Elderly: A Double-Blind Placebo-Controlled Clinical Trial». *Journal of Research in Medical Sciences,* 17, pp. 1161-1169.

BACCIOTTINI, L., *et al.* (2007): «Phytoestrogens: Food or Drug?». *Clinical Cases in Mineral and Bone Metabolism,* 4, pp. 123-130.

BARBAGALLO, M., *et al.* (2021): «Magnesium in Aging, Health and Diseases». *Nutrients,* 13, p. 463.

BARNARD, N. D., *et al.* (2021): «The Women's Study for the Alleviation of Vasomotor Symptoms (WAVS): A Randomized, Controlled Trial of a PlantBased Diet and Whole Soybeans for Postmenopausal Women». *Menopause,* 28, pp. 1150-1156.

CANGUSSO, L. M., *et al.* (2015): «Effect of Vitamin D Supplementation Alone on Muscle Function in Postmenopausal Women: A Randomized, DoubleBlind, Placebo-Controlled Clinical Trial». *Osteoporosis International,* 26, pp. 2413-2421.

CHACKO, S. A., *et al.* (2010): «Relations of Dietary Magnesium Intake to Biomarkers of Inflammation and Endothelial Dysfunction in an Ethnically Diverse Cohort of Postmenopausal Women». *Diabetes Care,* 33, pp. 304-310.

CHEN, S., *et al.* (2016): «Dietary Fibre Intake and Risk of Breast Cancer: A Systematic Review and Meta-Analysis of Epidemiological Studies». *Oncotarget,* 7, 80980-89.

CHENG, Y. C., *et al.* (2020): «The Effect of Vitamin D Supplement on Negative Emotions: A Systematic Review and Meta-Analysis». *Depression and Anxiety,* 37, pp. 549-564.

DUROSIER-IZART, C., *et al.* (2017): «Peripheral Skeleton Bone Strength Is Positively Correlated with Total and Dairy Protein Intakes in Healthy Postmenopausal Women». *American Journal of Clinical Nutrition,* 105, pp. 513-525.

DURRANT. L. R., *et al.* (2022): «Vitamins D2 and D3 Have Overlapping But Different Effects on the Human Immune System Revealed Through Analysis of the Blood Transcriptome». *Frontiers in Immunology,* 13, 790444.

ESTÉBANEZ, N., *et al.* (2018): «Vitamin D Exposure and Risk of Breast Cancer: A Meta-analysis». *Scientific Reports,* 8, 9039.

FOWKE, J. H., *et al.* (2000): «Brassica Vegetable Consumption Shifts Estrogen Metabolism in Healthy Postmenopausal Women». *Cancer Epidemiology, Biomarkers & Prevention,* 9, pp. 773-779.

HAIRSTON, K. G., *et al.* (2012): «Lifestyle Factors and 5-Year Abdominal Fat Accumulation in a Minority Cohort: The IRAS Family Study». *Obesity,* 20, pp. 421-427.

KIM, J. M., y Y. J. PARK (2017): «Probiotics in the Prevention and Treatment of Postmenopausal Vaginal Infections: Review Article». *Journal of Menopausal Medicine,* 23, pp. 139-45.

KROENKE, C. H., *et al.* (2012): «Effects of a Dietary Intervention and Weight Change on Vasomotor Symptoms in the Women's Health Initiative». *Menopause,* 19, pp. 980-988.

MAALMI, H., *et al.* (2014): «Serum 25-hydroxyvitamin D Levels and Survival in Colorectal and Breast Cancer Patients: Systematic Review and MetaAnalysis of Prospective Cohort Studies». *European Journal of Cancer,* 50, pp. 1510-1521.

MASOUDI, A. N., *et al.* (2015): «Fatigue and Vitamin D Status in Iranian Female Nurses». *Global Journal of Health Science,* 8, pp. 196-202.

MOSSAVAR-RAHMANI, Y., *et al.* (2019): «Artificially Sweetened Beverages and Stroke, Coronary Heart Disease, and All-Cause Mortality in the Women's Health Initiative». *Stroke,* 50, pp. 555-562.

ORCHARD, T. S., *et al.* (2014): «Magnesium Intake, Bone Mineral Density, and Fractures: Results from the Women's Health Initiative

Observational Study». *American Journal of Clinical Nutrition*, 99, pp. 926-933.

PARRA, D. *et al.* (2008): «A Diet Rich in Long Chain Omega-3 Fatty Acids Modulates Satiety in Overweight and Obese Volunteers during Weight Loss». *Appetite,* 51, pp. 676-680.

PARAZZINI, F. (2015): «Resveratrol, Tryptophanum, Glycine and Vitamin E: A Nutraceutical Approach to Sleep Disturbance and Irritability in Peri- and Post-Menopause». *Minerva Ginecologica,* 67, pp. 1-5.

PIURI, G., *et al.* (2021): «Magnesium in Obesity, Metabolic Syndrome, and Type 2 Diabetes». *Nutrients,* 13, p. 320.

RONDANELLI, M., *et al.* (2021): «An Update on Magnesium and Bone Health». *Biometals,* 34, pp. 715-736.

SANTORO, N., *et al.* (2015): «Menopausal Symptoms and Their Management». *Endocrinology and Metabolism Clinics of North America,* 44, pp. 497-515.

ZHANG, Y. Y., *et al.* (2017): «Efficacy of Omega-3 Polyunsaturated Fatty Acids Supplementation in Managing Overweight and Obesity: A Meta-Analysis of Randomized Clinical Trials». *Journal of Nutrition, Health, and Aging,* 21, pp. 187-192.

## Capítulo 10

AYAS, N. T., *et al.* (2003): «A Prospective Study of Sleep Duration and Coronary Heart Disease in Women». *Archives of Internal Medicine,* 163, pp. 205-209.

BAYON, V., *et al.* (2014): «Sleep Debt and Obesity». *Annals of Medicine,* 46, pp. 264-72.

HANSON, J. A., y M. R. HUECKER. «Sleep Deprivation». En StatPearls. Treasure Island, Filadelfia: StatPearls Publishing, 2022.

STEGER, F. L, *et al.* (2021): «Intermittent and Continuous Energy Restriction Result in Similar Weight Loss, Weight Loss Maintenance, and Body Composition Changes in a 6 Month Randomized Pilot Study». *Clinical Obesity,* 11, e12430.

# Recursos

A continuación, te recomiendo los siguientes recursos para que saques aún más provecho, si cabe, de tu experiencia con la dieta Galveston.

## Libros

*Lo que la comida le hace a tu cerebro,* del doctor Uma Naiboo
*The Intermittent Fasting Revolution: The Science of Optimizing Health and Enhancing Performance,* de Mark P. Mattson
*Hooked,* de Michael Moss
*Mini Hábitos. Cómo lograr grandes resultados con el mínimo esfuerzo,* de Stephen Guise
*Indomable,* de Glennon Doyle
*El código de la obesidad: descifrando los secretos de la perdida de peso,* del doctor Jason Fung
*El detective en el supermercado,* de Michael Pollan
*The Longevity Solution: Rediscovering Centuries-Old Secrets to a Healthy, Long Life,* de los doctores James DiNicolantonio y Jason Fung

## Pódcasts

*Weight Loss for Food-Lovers*
*You Are Not Broken,* by Kelly Casperson, MD

*The Life Coach School*
*Unlocking Us with Brené Brown*
*We Can Do Hard Things with Glennon Doyle*
*The Improvement Project*

## Sitios web y redes sociales

Doctor Referral Program: www.galvestondiet.com/recommended-physicians/

Galveston for Life Community: www.community.galvestondiet.com/home

The Galveston Diet Perimenopause Quiz: www.galvestondiet.com/perimenopause-quiz/

The Galveston Diet Nutritional Anti-Inflammation Quiz: www.galvestondiet.com/nutritional-anti-inflammation-quiz/

The Galveston Diet Supplements: www.shop.galvestondiet.com/

The Galveston Diet Website: www.galvestondiet.com

The Galveston Diet Blogs: www.galvestondiet.com/blogs

The Galveston Diet Supplements: shop.galvestondiet.com

The Galveston Diet Workout: www.galvestondiet.com

Facebook: The Galveston Diet Mary Claire Haver, MD

Instagram: thegalvestondiet

YouTube: @Mary Claire Haver, MD

TikTok: @drmaryclaire

Cronometer for The Galveston Diet: www.cronometer.com/galveston/

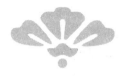

# Agradecimientos

Debo dar las gracias a muchas personas por ayudarme a escribir este libro y, con él, a abrirle la puerta a un público aún más amplio. Doy las gracias a:

Mis pacientes, los cuales me inspiran cada día.

Mis seguidores, quienes me enseñaron a ser mejor defensora y me inspiraron hasta completar las lagunas de mi formación y mis conocimientos.

A mi familia: Chris Haver, por su fe inamovible en mí; Katherine Haver, por ayudarme a ser respetuosa con su licenciatura en Ciencias de la Nutrición; y Madeline Haver, por hacer lo mismo con las redes sociales y en todos los aspectos de la maternidad.

A los primeros voluntarios que probaron el programa y aportaron sus comentarios.

A las primeras colaboradoras del programa: Cara Coza, Heidi Seigel, Stephanie Vasut, Stephanie Haver, Leah Pastor y la doctora Alison Warlick.

A quienes se convirtieron en mi fuente de inspiración, los doctores: Kelly Casperson, Shannon Clark, David Sinclair y Tony Youn.

Y al equipo de la dieta Galveston: Jen Pearson, Margaret Walsh, Michelle Jones, Ashley Simon, Victoria Thomas, Dawn Drogosch, Jamie Hadley, Sara Joseph, Zach Toth, Ani Hadjinian, Kathy Champagne, Cody Wright y Judy Corsmeier.

A mi equipo editorial: Marnie Cochran, Heather Jackson y Maggie Greenwood-Robinson.

# Acerca de la autora

La doctora Mary Claire Haver es una esposa, madre, médica y empresaria que ha dedicado su vida adulta a la salud de la mujer. Como ginecóloga y obstetra certificada en el área de Houston, la doctora Haver ha llevado a término miles de partos, ha realizado miles de revisiones médicas femeninas, ha asesorado a pacientes, ha enseñado a residentes y ha efectuado todo lo que un profesor académico y un ginecólogo pueden hacer.

A medida que sus pacientes envejecían, la doctora Haver se vio superada por el creciente número de quejas y preocupaciones de sus pacientes por el aumento de peso durante la menopausia. Durante años, les aconsejó un déficit calórico y aumento de ejercicio. No fue hasta que ella también experimentó los cambios de la menopausia y el aumento de peso al llegar a la mediana edad que se dio cuenta de que este consejo no funcionaba y, en última instancia, la llevó a crear y desarrollar un nuevo programa: la dieta Galveston.

La dieta Galveston es el primer y único programa de nutrición en el mundo creado por una ginecóloga obstetra, diseñado para mujeres en la menopausia. La dieta Galveston ayuda a las mujeres a alcanzar sus objetivos de salud y bienestar mediante un enfoque antiinflamatorio de la nutrición. La doctora Haver cree en el poder de la nutrición para combatir la inflamación y recomienda encarecidamente los beneficios ilimitados del ayuno intermitente. Como parte de su investigación continua, se certificó en Medicina Culinaria en 2019, que se especializa en nutrición médica.

La doctora Haver contrajo matrimonio con su marido, Christopher Haver, en 1996. Están criando a sus dos hijas, Katherine y Madeline, los amores de su vida.

# Índice de recetas

# Índice analítico

antojos 12, 50, 53, 55, 56, 57, 68, 91,
93, 116, 122, 128, 129, 148, 188,
268
apetito. *Véase también* grelina; leptina
23, 44, 50, 51, 52, 53, 56, 57,
58, 90, 91, 136, 141, 144
apio 103, 114, 141, 161, 163, 166, 174,
196, 197, 205, 224
aplicaciones de seguimiento 67
arándanos 37, 113, 142, 167, 168, 171,
175, 176, 182, 186, 190, 193,
194, 233, 234, 235, 236, 238,
241, 253, 259, 260
arroz de coliflor 125, 171, 172, 173,
174, 177, 178 ,179, 180, 181,
187, 202, 203, 204, 205, 217,
218, 219, 220, 260
arroz integral 141
asada con canela y pasas 253, 263
asma 85, 95
atún 108, 124, 137, 143, 162, 163, 173,
187, 196, 197, 201
aumento de peso 9, 15, 17, 21, 26, 27,
36, 38, 41, 42, 43, 44, 46, 47,
50, 55, 58, 60, 98, 137, 143,
249, 283
autofagia 83, 85
autorreflexión 270
aves de corral. *Véase también* pollo;
pavo 73, 137
ayuno de días alternos 80
ayuno intermitente (AI) 79
ayuno. *Véase también* intermitente 12,
15, 16, 17, 36, 37, 53, 65, 69,
79, 80, 81, 82, 83, 84, 85, 86,
87, 88, 89, 90, 91, 92, 93, 94,
127, 155, 245, 246, 247, 251,
267, 283
azúcar en sangre. *Véase* glucemia 18,
48, 49, 53, 59, 83, 118, 119, 121,
135, 136, 139, 144, 148, 268
azúcares añadidos 36, 47, 48, 53, 101,
102, 116, 118, 120, 121, 124,
126, 127, 128, 129, 204, 237,
243, 250, 251, 254, 257

## B

bacterias intestinales 102
barritas veganas 243
batido de bayas mixtas 173, 236
batido de chocolate y fresa 190
batido, verde 183, 238, 253
batido verde de mantequilla de almendras 183, 238, 253
bayas tropicales 168, 234
beicon de pavo 170, 178
beicon. *Véase también* beicon de pavo
103, 105, 111, 168, 175, 176,
177, 187, 196, 197, 208, 209,
214, 215, 267
beneficios para la salud 66, 72, 81, 82,
151
bisque de tomate asado 167, 168, 200
bisque, tomate asado 167, 168, 200
bocaditos caprese 161, 224
bocaditos, chocolate y canela 168, 242
bocaditos de manzana, chocolate y
canela 168, 242
bocaditos de pepino «everything bagel»
167, 227
bocaditos, «everything bagel» 167, 227
bol de edamame, con salsa cremosa de
chile 183, 184, 223
bol de frutas frescas 173, 234
brócoli 45, 113, 114, 118, 119, 120,
141, 145, 173, 174, 177, 178,
182, 183, 185, 187, 199, 204,
205, 213, 218, 257, 258, 259

## C

caída del cabello 24
calabacín 108, 119, 187, 209, 210, 221,
222
calabaza 46, 47, 108, 120, 124, 128,
135, 141, 142, 143, 145, 148,
151, 162, 164, 165, 166, 175,
176, 177, 178, 187, 194, 195,
203, 204, 209, 210, 214, 215,
225, 226, 239, 243, 244, 248
calabaza espagueti 178
calcio 46, 123, 124, 138, 146, 152, 153

nuez(ces) 164
nutrición antiinflamatoria 12, 13, 15, 36, 95, 99, 114, 245, 295
nutrición. *Véase también* antiinflamatorio 12, 13, 17, 29, 31, 44, 69, 74, 95, 99, 114, 117, 121, 143, 158, 245, 248, 283, 284

## O

obesidad 10, 42, 44, 47, 82, 86, 95, 105, 116, 134, 148, 269, 279
oculta, evitar 36, 47, 48, 50, 51, 53, 65, 71, 87, 90, 101, 104, 118, 145, 189, 245, 247, 250, 268
ocultos, evitar 124, 128
osteoporosis 27, 29, 60, 73, 97, 146, 150, 269

## P

pacanas 135, 201
palitos de apio con 161, 224
pan. *Véase* Tostada 105, 110, 116, 118, 122, 193, 216, 254, 255, 262, 266, 267
para toda la vida 16, 17, 37, 245, 295
*parfait* de yogur vegano 179, 181, 241
*parfait* o *smoothie,* Mary Claire 161, 162, 173, 179, 181, 190, 241, 252
pasas, manzana asada con canela 253, 263
pastel de carne 161, 162, 163, 215, 252, 254
pastel de carne con puré de coliflor 161, 162, 163, 215, 252, 254
pastel de carne con puré de coliflor y boniato asado 252, 254
patatas fritas 22, 27, 104, 111, 128, 250, 265
pavo 106, 118, 138, 170, 171, 172, 173, 175, 176, 177, 178, 196, 197, 202, 208, 214, 215, 231, 232, 265, 267
pavo, espinacas y queso de cabra, 175, 214

péptido-1 similar al glucagón (GLP-1) 56
péptido pancreático YY (PYY) 58
pérdida de memoria 25
pérdida de peso 12, 14, 16, 17, 18, 30, 52, 56, 57, 64, 67, 81, 87, 134, 139, 144, 149, 152, 155, 188, 245, 246, 247
pérdida muscular (sarcopenia) 38, 98
perimenopausia 10, 14, 21, 22, 23, 25, 26, 27, 31, 32, 35, 44, 45, 60, 72, 73, 88, 97, 98, 114, 133, 151
perímetro de la cadera 65
pescado. *Véase también* salmón; atún beneficios para la salud 27, 46, 52, 54, 58, 72, 73, 101, 106, 108, 113, 118, 128, 136, 137, 265, 266, 267
peso 9, 10, 11, 12, 13, 14, 15, 16, 17, 18, 21, 22, 23, 26, 27, 28, 30, 36, 38, 41, 42, 43, 44, 46, 47, 50, 51, 52, 55, 56, 57, 58, 59, 60, 63, 64, 65, 67, 68, 75, 81, 85, 87, 92, 95, 98, 105, 114, 119, 120, 121, 129, 133, 134, 137, 139, 143, 144, 148, 149, 152, 155, 156, 188, 245, 246, 247, 248, 249, 250, 251, 269, 279, 283
pimientos, rellenos de pavo y arroz de coliflor 171, 172, 173, 202
pipas de calabaza 124, 194, 195, 244
pizzas Portobello 167, 169, 206
planes de comidas 14, 113, 157, 158, 159, 186
plátano(s) 120
pollo al curry con arroz de coliflor 177, 203
pollo al horno, brócoli y queso 173, 213
pollo al horno con brócoli 173, 213
pollo al limón con alcaparras 176, 177, 212
pollo al limón y alcaparras con farro 252, 255
posmenopausia 14, 21, 22, 28, 29, 30, 31, 32, 39, 133, 151

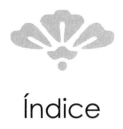

# Índice

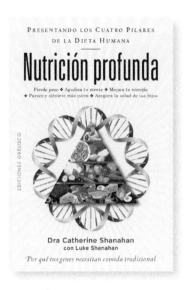

Atleta de élite con numerosas lesiones debilitantes, la doctora y bioquímica Cate Shanahan decidió curar sus propios problemas de salud. Para ello, investigó las dietas de todo el mundo que han demostrado ayudar a la gente a tener vidas más longevas y saludables e identificó cuatro tipos de alimento comunes, que constituyen la base de lo que Dra. Shanahan ha llamado la «Dieta Humana»: alimentos frescos, fermentados y germinados, carne cocinada con su hueso y carne de órganos.

Siguiendo la Dieta Humana, la doctora Shanahan solucionó sus problemas de salud y desde entonces ha ayudado a innumerables pacientes y lectores a conseguir una salud óptima. Siguiendo los consejos dietéticos que te ofrece en *Nutrición profunda* podrías lograr calmar tus alergias, mejorar tu estado de ánimo, eliminar la ansiedad por comer, mejorar la fertilidad o la memoria…

«*Nutrición profunda* contiene una filosofía muy distinta. He visto grandes resultados gracias a la dieta propuesta en el libro: me ha funcionado muy bien».

—Kobe Bryant, exjugador de la NBA